创面修复学
基础与临床实践

FUNDAMENTALS AND CLINICAL PRACTICE
OF WOUND REPAIR

主 编 黎 宁 李海胜 黄洁清

重庆大学出版社

图书在版编目（CIP）数据

创面修复学基础与临床实践 /黎宁，李海胜，黄洁
清主编. --重庆：重庆大学出版社，2024.2
ISBN 978-7-5689-4248-5

Ⅰ.①创…　Ⅱ.①黎…②李…③黄…　Ⅲ.①创伤外
科学—修复术　Ⅳ.①R64

中国国家版本馆CIP数据核字（2023）第230946号

创面修复学基础与临床实践

CHUANGMIAN XIUFUXUE JICHU YU LINCHUANG SHIJIAN

主编：黎　宁　李海胜　黄洁清

策划编辑：张羽欣

责任编辑：张羽欣　　版式设计：谭小利

责任校对：王　倩　　责任印制：张　策

*

重庆大学出版社出版发行

出版人：陈晓阳

社址：重庆市沙坪坝区大学城西路21号

邮编：401331

电话：（023）88617190　88617185（中小学）

传真：（023）88617186　88617166

网址：http://www.cqup.com.cn

邮箱：fxk@cqup.com.cn（营销中心）

全国新华书店经销

重庆巍承印务有限公司印刷

*

开本：787mm×1092mm　1/16　印张：14.5字数：275千

2024年2月第1版　　2024年2月第1次印刷

ISBN 978-7-5689-4248-5　　定价：88.00元

编委会

主　编　黎　宁　陆军军医大学第一附属医院
　　　　　李海胜　陆军军医大学第一附属医院
　　　　　黄洁清　重庆大学附属涪陵医院

副主编　陈华玲　陆军军医大学第一附属医院
　　　　　刘春梅　陆军军医大学第一附属医院
　　　　　黄玉群　陆军军医大学第一附属医院
　　　　　王　智　陆军军医大学第一附属医院
　　　　　王宗华　陆军军医大学护理学院
　　　　　江　艇　陆军军医大学护理学院
　　　　　张冬梅　南方医科大学深圳医院

编　委（按姓氏拼音排序）
　　　　　陈翰熙　广东省人民医院
　　　　　陈华玲　陆军军医大学第一附属医院
　　　　　陈丽莉　青海大学附属医院
　　　　　陈丽映　广州市红十字会医院
　　　　　程　珂　重庆大学附属三峡医院
　　　　　程　霞　陆军军医大学第一附属医院
　　　　　戴小华　南昌大学第一附属医院
　　　　　高淑芬　台北荣民总医院
　　　　　黄洁清　重庆大学附属涪陵医院

黄贤慧　陆军军医大学第一附属医院

黄玉群　陆军军医大学第一附属医院

江　艇　陆军军医大学护理学院

康文雯　空军军医大学第二附属医院

黎　宁　陆军军医大学第一附属医院

李海胜　陆军军医大学第一附属医院

刘春梅　陆军军医大学第一附属医院

刘廷敏　陆军军医大学第一附属医院

刘悦玲　陆军军医大学第一附属医院

罗　维　陆军军医大学第一附属医院

吕　娴　陆军军医大学第一附属医院

秦　丽　陆军军医大学第一附属医院

孙林利　昆明医科大学第二附属医院

陶利菊　陆军军医大学第一附属医院

王　智　陆军军医大学第一附属医院

王宗华　陆军军医大学护理学院

吴燕仪　澳门镜湖医院

武艳军　陆军军医大学第一附属医院

夏爱爱　陆军军医大学第一附属医院

夏一兰　浙江大学医学院附属第二医院

肖世莉　中国人民解放军陆军特色医学中心

谢肖霞　中山大学附属第一医院

杨　磊　北京积水潭医院

游月梅　陆军军医大学第一附属医院

张冬梅　南方医科大学深圳医院

张　莉　甘肃省人民医院

周　灵　陆军军医大学第一附属医院

朱小妹　湖南省肿瘤医院

秘　书　罗　佳　陆军军医大学第一附属医院

　　　　　陈安丽娜　陆军军医大学第一附属医院

主编简介

黎 宁

陆军军医大学第一附属医院烧伤研究所护士长，主任护师。

《中华烧伤杂志》通讯编委，中华医学会烧伤外科分会康复护理学组副组长，中国医疗保健国际交流促进会烧伤医学分会委员，重庆市护理学会烧伤与创面修复护理专业委员会主任委员，重庆市护理学会营养护理专业委员会副主任委员。主持省部级课题 2 项；发表论文 30 余篇，其中 SCI 论文 6 篇；主编、参编专著 18 部。获中华护理学会科技奖三等奖 1 项，中国护理质量管理提灯奖 1 项，陆军军医大学护理新业务、新技术 6 项。

李海胜

陆军军医大学第一附属医院烧伤研究所主任助理，副主任医师，副教授。

中华医学会 STAR 工作组烧伤整形专业委员会委员，重庆市医师协会药学及临床合理用药专业委员会委员，*Burns & Trauma* 青年编委，多家 SCI 期刊审稿人。主持国家自然科学基金等省部级以上课题 7 项；发表论文 20 篇，其中 SCI 论文 15 篇、CSCD 论文 5 篇；获国家专利 7 项。获中华医学科技进步一等奖 1 项。

黄洁清

重庆大学附属涪陵医院烧伤整形科护士长，副主任护师，国际伤口治疗师。

重庆市护理学会烧伤与创面修复护理专委会副主任委员，中国研究型医院学会烧创伤修复重建与康复专业委员会护理学组委员，重庆市医学会整形外科专委会护理组委员。发表论文 11 篇，获实用新型专利 2 项。

序

创面修复工作是烧伤与创伤治疗的基础。有效的创面管理不仅能提高创面愈合质量，还能降低瘢痕引发的相关问题的发生风险。近年来，围绕国家卫生健康委能力建设和继续教育中心发布的《关于开展创面修复学科建设——百千万五年行动计划的通知》，我国在创面修复治疗及护理方面取得了巨大进步，在创面的诊断技术、护理规范、康复策略等方面开展了很多研究，提高了救治水平和护理质量。目前创面修复工作仍存在各地医疗机构操作标准和规范不统一等问题，我们应加强理论与实践操作的规范性、标准性和科学性。

本书从创面修复理论与临床实践的需求出发，围绕皮肤的解剖和生理、创面愈合理论、创面评估方法、创面处理技术等方面进行介绍，以案例为基础，详细分析20余种常见急、慢性创面的病因、临床表现、治疗原则及护理方法。本书图文并茂，阐述创面修复理论基础知识，致力于提高创面修复护理工作者的实践能力。

本书是一部实用性很强的临床指导用书，适合各级医疗机构创面修复护理工作者阅读，也适合初入创面修复工作的年轻医生参考和学习。

前　言

　　随着人口老龄化的发展和疾病谱的改变，各类疾病导致的急、慢性创面的发生率逐年增加，创面修复工作也日益受到重视。本书的编者团队在创面修复临床实践过程中积累了许多宝贵经验，为了能与更多有志于从事创面修复工作的医护人员分享相关知识和经验，遂组织编写了本书。

　　本书涵盖创面修复理论与技能的方方面面，从临床护理实践出发，将理论与实际相结合，为广大创面修复工作从业者提供临床急、慢性创面专科治疗与护理的新知识、新动态。

　　本书的编者团队由全国多家医疗机构从事创面修复工作的医生、护士组成。希望本书能成为创面修复工作从业者解决临床难题的"钥匙"。本书在编写过程中得到了国内许多专家和同行的悉心指导和帮助，在此表示衷心的感谢！

　　由于时间较紧，加之编者水平和经验有限，本书难免存在不足和疏漏之处，期望广大读者给予批评指正。

编者

2023 年 10 月

目　录

第一章
皮肤的解剖和生理

第一节　皮肤解剖

皮肤（skin）是人体的重要器官，总重量占体重的 5.0%~16.0%，总面积成人为 1.5~2.0 m²，新生儿为 0.21 m²。皮肤柔软且富有弹性，覆盖在人体表面，其厚度因年龄、部位而不同，平均为 0.5~6.0 mm。表皮的厚度从 0.02~3.00 mm 不等，平均为 0.10 mm，眼睑、外阴、乳房等处皮肤较薄，掌跖及四肢伸侧等处皮肤较厚。真皮厚度是表皮的 15~40 倍。

皮沟（groove of skin）是受皮肤组织中不同排列方向的纤维束牵引影响而形成的细小纹路，位于皮肤表面，深浅不一，颜面、手掌、阴囊及关节等经常活动处的皮沟最深。皮沟将皮肤划分为细长、平行、略隆起的皮嵴（dermal ridge），皮嵴上可见交错分布的毛孔和汗孔，毛孔与皮脂腺（sebaceous gland）的开孔处相一致。较深的皮沟将皮肤表面划分为三角形、菱形或多边形小区，称为皮野（skin field）。指（趾）末端屈面的皮沟、皮嵴呈涡纹状，称为指（趾）纹，其形态受遗传因素决定，除同卵孪生者外，个体之间均有差异，故常用此鉴别个体。

皮肤由表皮、真皮、皮下组织及其附属器构成，表皮层和真皮层由基底膜分隔开。附属器官包括毛发、毛囊、指（趾）甲、皮脂腺、局泌汗腺、顶泌汗腺，是由表皮衍生而来。皮肤内还有丰富的血管、淋巴管、神经和肌组织。

一、表皮

表皮（epidermis）是皮肤最外面的一层，由胚胎期的外胚层演变而来。表皮由内向外可分为五层，依次为基底层（stratum basale）、棘层（stratum spinosum）、颗粒层（stratum granulosum）、透明层（stratum lucidum）和角质层（stratum corneum）。表皮由角化的复层扁平上皮构成，主要有角质形成细胞和树枝状细胞两类细胞。角质形成细胞（keratinocyte），又称"角蛋白形成细胞"，是表皮层主要的细胞，占表皮层细胞总数的 80% 以上；树枝状细胞包括黑色素细胞（melanocyte）、朗格汉斯细胞（Langerhans cell）和少量梅克尔细胞（Merkel cell）。表皮内没有血管，但营养物质、淋巴液及白细胞可通过基底膜（basilar membrane）进入表皮进行物质交换和参与炎症反应。

（一）角质形成细胞及表皮分层

表皮从基底层到角质层的结构变化，反映了角质形成细胞增殖、分化、移动和脱落的过程，同时也是细胞逐渐生成角蛋白和角化的过程。细胞之间桥粒的位置并非固定不变，新生角质形成细胞从基底层经棘层过渡至颗粒层的移动过程中，桥粒可以分离并重新形成，使角质形成细胞有规律地到达角质层而脱落。

1. 基底层

基底层位于表皮最内层，由一层排列呈栅状的圆柱细胞组成，附着于基底膜上，与真皮相连。表皮与真皮相互呈波浪状交错镶嵌，表皮伸入真皮的部分称为表皮突，真皮伸入表皮的部分称为真皮乳头。营养物质、抗体及白细胞均可通过基底膜从真皮进入表皮各层。

基底细胞，又称"生发层细胞"，是未分化的幼稚细胞（干细胞），有活跃的分裂能力，分裂后逐渐向上推移、角化、变形，形成表皮其余各层细胞，最后角化脱落。基底细胞的生发作用可修复表皮组织缺损，且不产生瘢痕。基底细胞分裂后至脱落的时间即为正常表皮更新时间，一般认为是 28 天，其中从自由基底层移至颗粒层需 14 天，从颗粒层移至角质层表面到最后脱落需 14 天。

基底细胞之间还存在着少量黑色素细胞，因其产生黑色素颗粒而决定了皮肤颜色的深浅，数量占整个基底层细胞总数的 4%~10%。黑色素颗粒能吸收阳光中的紫外线，对皮肤有保护作用。阳光照射可促进黑色素颗粒的生成，夏季紫外线较强，促使机体产生较多的黑色素颗粒，从而使皮肤看起来更黑。

2. 棘层

棘层位于基底层上方，一般由 4~10 层棘细胞组成。棘细胞呈多角形，体积较大，核呈圆形，细胞向四周伸出许多细短的突起。最底层的棘细胞具有分裂能力，参与机体生发和组织修复过程。棘细胞间有淋巴液通过，提供细胞的营养与代谢，也与皮肤过敏的发生有关。浅层的棘细胞内可见多个卵圆形、直径 200~300 nm、有膜包被的颗粒，称为角质小体，颗粒内呈现明暗相间的平行板层结构，故又称"板层颗粒"，颗粒内容物主要为糖脂和固醇。

3. 颗粒层

颗粒层位于棘层之上，由 2~4 层较扁平的梭形细胞组成，这些细胞的细胞核和细胞器已退化，胞质中有许多大小不等、形状不规则、嗜碱性强的透明角质颗粒，颗粒的主要成分为富含组氨酸的蛋白质。颗粒层扁平梭形细胞层数增多时，称为粒层肥厚，常伴有角化过度。颗粒层消失时，常伴有角化不全。颗粒层细胞内有较多的角质小体，它们常与细胞膜融合，将内容物排出到细胞间隙内形成多层膜状结构，构成阻止物质透过表皮的主要屏障。

4. 透明层

透明层位于颗粒层和角质层之间，由 2~3 层细胞境界不清、无核、细胞器已消失的扁平细胞构成。此层多见于角质层发达、皮肤较厚的部位，如掌、跖。胞质中有较多疏水的蛋白结合磷脂，与张力细丝黏合在一起，能防止水分、电解质和化学物质透过，故又称"屏障带"。

5. 角质层

角质层为表皮的最外层，由 4~10 层已经死亡的扁平角质细胞构成，这些细胞的细胞核和细胞器已完全消失，若有核残存，称为角化不全。部位不同，角质层厚度差异甚大，如眼睑、包皮、额部、腹部、肘窝等部位角质层较薄，掌、跖等部位角质层较厚。角蛋白吸水能力强，含水量通常保持在 10%~20%，一般不低于 10%，以维持皮肤的柔润，当含水量低于 10% 时，机体会出现皮肤干燥、皲裂或鳞屑。角质层易脱落，可在洗澡或摩擦皮肤表面时脱落。

6. 基底膜

基底膜位于表皮与真皮交界处，为一层厚 0.5~1.0 μm 的薄膜，由表皮细胞和真皮结缔组织细胞分泌形成。基底膜使表皮与真皮紧密连接，具有渗透和屏障作用，当基底膜损伤时，炎症细胞、肿瘤细胞和一些大分子可通过此层进入表皮。

（二）表皮的树枝状细胞

1. 黑色素细胞

黑色素细胞起源于外胚层的神经嵴，分散于表皮基底细胞之间，具有生成黑色素颗粒的作用，其数量与部位、年龄有关，与肤色、人种、性别等无关。机体不同部位的黑色素细胞数量差异显著，腋窝、乳晕、生殖器及会阴部等部位黑色素细胞较多。黑色素细胞有多个较长且分支的突起，伸向邻近的基底细胞和棘细胞，输送黑色素颗粒，形成表皮黑色素单位。黑色素是决定皮肤颜色的重要因素，它能吸收并散射紫外线，保护表皮深层细胞不受辐射损伤。日光照射可促进黑色素的生成。

2. 朗格汉斯细胞

朗格汉斯细胞是一种来源于骨髓和脾、呈现树枝状突起、具有免疫活性的细胞，占表皮细胞总数的3.0%~5.0%，分散于表皮棘细胞之间及毛囊上皮内，亦见于口腔、扁桃体、咽部、食管、阴道、直肠的黏膜，以及真皮、淋巴结、胸腺等处，细胞密度因部位、年龄、性别而异。朗格汉斯细胞具有吞噬作用，还具有摄取、加工并递呈抗原作用及同种异基因刺激作用，在接触性变态反应中可将半抗原呈递给 T 细胞使之活化，能分泌白细胞介素 -1（interleukin-1，IL-1），参与同种异体皮肤移植时的排斥反应。朗格汉斯细胞有多种表面标志，包括 IgG、IgE 和 C3b 等抗体的受体，以及 Ia（HLA-DR）、CD4、CD45、S-100 等抗原。皮肤良性上皮肿瘤组织内朗格汉斯细胞常明显增多，而恶性肿瘤组织内朗格汉斯细胞明显减少。老年人的朗格汉斯细胞数量较少，故其接触性变态反应的皮炎程度减弱，发生皮肤肿瘤的概率较高。

3. 梅克尔细胞

梅克尔细胞是一种具有短指状突起的细胞，分散于基底细胞之间，多见于掌、跖、指、趾、口腔、生殖器等皮肤或黏膜，亦可见于毛囊上皮。梅克尔细胞的来源尚无定论，一般认为是外胚层的神经嵴细胞。多数梅克尔细胞的基底部与脱去髓鞘的神经轴索接触，后者的末梢扩大成半月板状，并与梅克尔细胞的基底部融合，形成梅克尔细胞 - 轴索复合体，目前推测梅克尔细胞是一个触觉感受器。

二、真皮

真皮（dermis）来源于中胚层，是皮肤的重要组成部分，也是皮肤最厚的一层。真皮的作用主要是支持、营养表皮。真皮由浅至深可分为两层，即乳头层（papillary layer）和网状层（reticular layer）。

（一）真皮分层

1. 乳头层

乳头层是真皮的浅层。真皮向表皮底部突出，形成许多嵴状或乳头状的凸起，称为真皮乳头（dermal papilla）。乳头层具有营养皮肤和痛觉感受的作用。乳头层与表皮紧密相连，为紧邻表皮的薄层结缔组织，使表皮与真皮的连接面扩大，既有利于两者牢固连接，又便于表皮从真皮的血管获得营养。乳头层毛细血管丰富，有许多游离神经末梢，在手指等触觉灵敏的部位常有触觉小体。

2. 网状层

网状层在乳头层的深面，与乳头层之间无明显界限，是真皮的主要组成部分，又称"真皮深层"。网状层由致密结缔组织组成，粗大的胶原纤维束交织成密网，将皮肤锚定在皮下组织。网状层有许多弹性纤维，使皮肤有较大的韧性和弹性。真皮结缔组织间可见成纤维细胞、肥大细胞、巨噬细胞、白细胞（如淋巴细胞）、朗格汉斯细胞、真皮树突状细胞（dermal dendritic cell）及噬黑色素细胞等。网状层内含有小血管、淋巴管、毛囊、皮脂腺、汗腺及神经末梢等。部分婴儿骶部皮肤真皮中有较多的黑色素细胞，局部皮肤呈灰蓝色，称为蒙古斑（Mongolian spot），又称"胎斑"。

（二）真皮组成

1. 纤维

纤维分为胶原纤维、弹力纤维和网状纤维。

（1）胶原纤维：为真皮的主要成分，约占真皮全部纤维含量的95%，集合组成束状。乳头层纤维束较细，排列紧密，走行方向不一，也不互相交织。网状层纤维束较粗，排列较疏松，交织成网状，与皮肤表面平行者较多。纤维束呈螺旋状，有一定伸缩性。

（2）弹力纤维：网状层下部较多，多盘绕在胶原纤维束下及皮肤附属器官周围，除赋予皮肤弹性外，也构成皮肤及其附属器的支架。

（3）网状纤维：被认为是未成熟的胶原纤维，环绕于皮肤附属器及血管周围。

2. 基质

基质是一种无定形的凝胶状物质，充塞于纤维束间及细胞间，为皮肤各种成分提供物质支持，并为物质代谢提供场所。

3. 细胞

真皮中的细胞主要有成纤维细胞、组织细胞和肥大细胞三种。

（1）成纤维细胞：能产生胶原纤维、弹力纤维和基质。

（2）组织细胞：是网状内皮系统的一个组成部分，具有代谢产物、色素颗粒和异物以及吞噬微生物的能力，还具备有效的清除作用。

（3）肥大细胞：存在于真皮和皮下组织中，以真皮乳头层最多，其细胞质内的颗粒能贮存和释放组胺、肝素等。

三、皮下组织

皮下组织来源于中胚层，由疏松结缔组织和脂肪小叶组成，又称"皮下脂肪层"。皮下组织与真皮间无明显界限，二者紧密连接。皮下组织的厚度因年龄、性别、身体部位及营养状况而异。皮下组织是一个天然的缓冲垫，能缓冲外来机械性冲击，同时还具备防止散热、储备能量等作用。除脂肪外，皮下组织还含有汗腺、毛囊、血管、淋巴管及神经等。

四、皮肤附属器

皮肤附属器由表皮衍生而来，包括汗腺、毛发、毛囊、皮脂腺、指（趾）甲等。

1. 汗腺

汗腺分为局泌汗腺（merocrine sweat gland）和顶泌汗腺（apocrine sweat gland）。

（1）局泌汗腺：一般所说的汗腺即为局泌汗腺，又称"外泌汗腺（eccrine sweat gland）""小汗腺"，位于真皮网状层，由分泌部和导管部构成。分布于除唇红区、龟头、包皮内侧及阴蒂以外的全身各处，掌、跖、腋窝、腹股沟、额头等处较多。局泌汗腺通过分泌汗液，达到调节体温的目的。

局泌汗腺的分泌部分布于真皮深层及皮下组织，单层分泌细胞排列成管状，盘绕如球形，管腔直径约 20 μm，其外有不连续的一层梭形肌上皮细胞，最外为基底膜。分泌细胞分为亮细胞和暗细胞。亮细胞体积稍大，为分泌汗液的主要细胞。汗液含较多的钠离子、氯离子、水，以及少量糖原。暗细胞体积略小，可分泌黏蛋白，回收钠、氯等电解质。

局泌汗腺的导管部，又称"汗管"，与分泌部盘绕在一起，向上穿行于真皮中，自表皮突下端进入表皮，在表皮中呈螺旋状上升，开口于皮肤表面。表皮内的汗管细胞的角化过程比表皮角质形成细胞早，在颗粒层水平处即已完全角化。

（2）顶泌汗腺：又称"大汗腺"，是较大的管状腺，主要分布于乳晕、腋窝、脐窝、肛周和外生殖器等处。外耳道的耵聍腺、眼睑的睫毛腺（Moll gland）和乳腺属于变异的顶泌汗腺。

顶泌汗腺的分泌部由一层立方或柱状分泌细胞组成，其外有肌上皮细胞及基底膜。分泌部分布在皮下脂肪层中，腺腔直径约为局泌汗腺腺腔的 10 倍。

顶泌汗腺的导管部与局泌汗腺的导管部组织结构相似，但通常开口于毛囊的皮脂腺入口上方，少数直接开口于表皮。新鲜的顶泌汗腺分泌物为无臭的乳状液，排出后被某些细菌（如类白喉杆菌）分解，产生有特殊臭味的物质（短链脂肪酸、氨），是臭汗症的病因之一。

2. 皮脂腺

皮脂腺位于真皮内，靠近毛囊，与毛囊构成毛囊皮脂腺单位，分布于除掌、跖、指（趾）屈侧以外的全身各处。头面部、鼻部、肩胛间、胸骨和阴阜等处皮脂腺较多，称为皮脂溢出部位。唇红部、乳晕、口腔黏膜、龟头、小阴唇、包皮内侧等处的皮脂腺单独开口于皮肤表面，其余开口于毛囊上 1/3 处。

皮脂腺由一个或几个囊状腺泡和一个共同的导管组成。腺泡细胞由外向内逐渐增大，胞质内脂滴逐渐增多，最终破裂并释放出皮脂，由导管排出，故皮脂腺属于全浆腺。皮脂具有润滑和保护皮肤、毛发的作用，能够使皮肤表面滋润柔软，防止皮肤皲裂、干燥。皮脂腺分泌受内分泌激素的调节，青春期分泌最旺盛，女性停经后皮脂腺开始萎缩，男性则可维持到 70 岁以后。

3. 毛发

毛发由角化的上皮细胞构成，分长毛、短毛和毫毛三种。指（趾）末节伸侧、掌、跖、乳头、唇红、龟头及阴蒂等处无毛。①长毛：又称"终毛"，包括头发、胡须、阴毛和腋毛，一般长度在 1 cm 以上，较粗且色泽浓。②短毛：包括眉毛、睫毛、鼻毛和外耳道毛，一般长度在 1 cm 以下。③毫毛（vellus hair）：又称"毳毛"，分布于面部、颈、躯干及四肢等处，比较细软，色泽淡，无髓腔。

在皮肤表面以上部分的毛发称为毛干（hair shaft），在皮肤表面以下毛囊内部分的毛发称为毛根（hair root），毛根下段膨大的部分称为毛球（hair bulb）。毛球底面凹入，容纳毛乳头（hair papilla）。毛球下层靠近毛乳头处的细胞称为毛基质（hair matrix），是毛发及毛囊的生长区，相当于表皮的基底层，并有黑色素细胞。毛乳头含有结缔组织、丰富的血管和神经，以维持毛发的营养和生成，如发生毛乳头破坏或退化，则毛发停止生长并逐渐脱落。

毛发的横断面分为三层：中心为髓质（medulla），由 2~3 层部分角化的多角形细胞组成，内含黑色素颗粒和气泡，毛发末端无髓质；其外为皮质（cortex），由几层已角化的梭形上皮细胞组成，无细胞核，细胞质中有黑色素颗粒；最外层为毛小皮（hair cuticle），由一层已角化、呈叠瓦状排列的扁平上皮细胞组成。

毛囊由表皮下陷而成，毛囊壁由内毛根鞘、外毛根鞘及最外层的结缔组织鞘组成。内毛根鞘由内向外分为鞘小皮、赫胥黎层（Huxley's layer）及亨勒层（Henle's layer）。鞘小皮和毛小皮结构相同，但游离缘向毛根，鞘小皮和毛小皮互相借助锯齿状突起紧密镶嵌，使毛发固着在毛囊内。外毛根鞘由数层细胞构成，相当于表皮的棘层和基底层。结缔组织鞘的内层为玻璃样膜，相当于加厚的基底膜，中层为较致密的结缔组织，最外层为疏松结缔组织，与周围的结缔组织连接。

毛发的生长与休止呈周期性，不同部位的毛发周期长短不一，这是由于它们的生长期、退行期及休止期的时间长短不同。头发和其他部位毛发并非处在同一周期，而是在不同时期分散地脱落和再生。头发的生长期为 3~7 年，随后进入数周的退行期，再进入休止期，为 3~4 个月，此后再过渡到新的生长期，再生新发。正常机体每天脱落头发70~100 根，同时也有等量的头发再生，少量头发脱落是正常的生理现象。

毛发的生长受多种因素影响，男性在青春期后出现胡须、躯干、腋部及耻部毛发增长，这与睾丸产生的雄激素有明显的关系；女性在生殖器成熟前即可出现阴毛，这可能与肾上腺皮质产生的雄激素有关。毛发与皮肤成一定的倾斜角度。毛囊的稍下段有立毛肌，属于平滑肌，受交感神经支配。

4. 指（趾）甲

指（趾）甲（nail）的主要作用是保护指端。此外，由于甲床血运丰富，指（趾）甲可用于观察人体微循环情况。指（趾）甲由多层紧密的角化细胞构成，外露部分称为甲板，甲板之下的皮肤称为甲床，覆盖甲板周围的皮肤称为甲廓，隐藏在皮下的部分是甲根，甲根之下和周围的上皮称为甲母，是甲的生长区。甲板近端可见新月状淡色的甲半月区，是较厚的甲母质细胞层。指甲的生长速度约为 0.1 mm/d，趾甲生长速度较慢，为指甲的 1/3~1/2。拔甲后，指甲约 6 个月恢复原状，而趾甲则需 12~18 个月。疾病、营养状况、环境及生活习惯等的改变可使指（趾）甲发生凹沟或不平。

五、皮肤血管

皮肤血管分布于真皮及皮下组织，具有营养皮肤组织和调节体温的作用。

动脉进入皮下组织后分支，上行至皮下组织与真皮交界处形成较粗的深部动、静脉丛，向毛乳头、汗腺、神经和肌肉供给营养。

真皮下血管丛在真皮下部，其动、静脉分支供给腺体、毛囊、神经和肌肉等的血流。

乳头下血管丛位于真皮乳头下层，由此分出毛细血管袢的上行小动脉支供给真皮乳头的血流，随后折成毛细血管袢的下行静脉汇合成小静脉，并借着纵行的交通支与真皮及皮下组织深部的动、静脉丛汇合。鼻尖、指（趾）、耳廓等处真皮内有较多的动、静脉吻合，称为血管球。当外界温度明显变化时，血管球体可在神经支配下发生扩张或收缩，以改变由动脉通过球体直接回向静脉或进入毛细血管的血流，从而调节体温。

六、皮肤的淋巴管

毛细淋巴管的盲端起于真皮乳头层内的结缔组织间隙，沿血管走行，在乳头下层及真皮深部血管网处形成淋巴管网，逐渐汇合成较粗的淋巴管，流入所属的淋巴结，较大的深部淋巴管有瓣膜。毛细淋巴管有阻止微生物和异物入侵的作用，其内压力低于毛细血管及其周围组织间隙，且具有较大的通透性，使皮肤中的组织液、游走细胞、病理产物、细菌、肿瘤细胞等较易进入淋巴管并到达淋巴结，而后在淋巴结内被吞噬消灭或引起免疫反应。

七、皮肤的肌肉

皮肤的肌肉包括平滑肌和横纹肌两种。

1. 平滑肌

平滑肌以立毛肌为主，一侧附着在毛囊下 1/3，另一侧附着在真皮乳头层。精神紧张、寒冷可引起立毛肌的收缩，俗称"鸡皮疙瘩"。

2. 横纹肌

横纹肌仅见于面部的表情肌和颈部的颈阔肌。

八、皮肤的神经

皮肤有丰富的神经分布，包括感觉神经和运动神经，通过它们和中枢神经系统的联系，可产生各种感觉，支配肌肉运动及完成各种神经反射，使肌体适应体内外的各种变化，维持正常功能。

1. 感觉神经

感觉神经可分为神经小体和末端变细的游离神经末梢，后者呈细小树枝状分布，主要分布于表皮下及毛囊周围。神经小体包括鲁菲尼小体（Ruffini's corpuscle）、迈斯纳小体（Meissner's corpuscle）、环层小体（lamellar corpuscle，又称"帕奇尼小体"）和克劳泽小体（Krause's corpuscle）。皮肤的感觉可分为触觉、痛觉、热觉、冷觉及压觉。

2. 运动神经

运动神经来自交感神经节后纤维，其中肾上腺素能神经纤维支配立毛肌、血管、血管球、顶泌汗腺和局泌汗腺的肌上皮细胞，胆碱能神经纤维支配局泌汗腺分泌细胞，面神经支配面部横纹肌。

（张冬梅、江艇、王宗华）

第二节　皮肤生理功能

表皮的坚韧、真皮的弹性、皮下组织的柔软，共同构成了一个完整的屏障结构——皮肤。皮肤不仅可以抵御外界环境中的化学性、物理性、生物性、机械性刺激对机体的损害，还具有感觉、屏障、分泌、排泄、调节体温、吸收、代谢、参与免疫反应等作用。

一、屏障功能

健康人的皮肤呈弱酸性，pH值一般为4.0~6.5，有助于抵御微生物和碱性物质的入侵。频繁使用肥皂等碱性产品或过度清洗都会改变角质层的结构，从而破坏皮肤屏障的保护功能。

1. 物理性损害的防护

干燥的角质层表面是电的不良导体。角质层既可阻止水分渗入皮肤，又可防止皮肤水分蒸发，同时还具有反射光线及吸收波长较短的紫外线的作用。

2. 化学性损害的防护

皮肤接触化学物质（如汞）可发生接触性皮炎。角质层是防止外界化学物质进入人体的主要天然屏障，其屏障作用与角质层的厚度成正比。面部皮肤的皮脂腺分泌大量含游离脂肪酸的脂类物质，具有中和、弱化碱的作用。

3. 微生物的防护

干燥的皮肤表面和弱酸性环境不利于细菌的生长繁殖；同时，正常皮肤表面寄生的细菌（如皮脂腺中的棒状杆菌）分泌的脂酸能使皮脂中的甘油三酯分解为脂肪酸，对链球菌、葡萄球菌有一定的抑制作用。

4. 机械性刺激的防护

角质层柔软且致密，对机械性刺激有一定的防护作用。真皮的皮下脂肪和弹性纤维对外力有缓冲作用，可在一定程度上抵抗外界的冲撞、牵拉、摩擦和挤压等机械性刺激。趾、膝盖和手掌等部位因长期受到机械性刺激，其角质层会变得肥厚，以增强局部抗摩擦能力。

二、感觉功能

1. 单一感觉

神经末梢把施加于皮肤的不同刺激沿相应的感觉神经纤维传至大脑皮层可产生不同感觉，如触觉、冷觉、压觉等。

2. 复合感觉

皮肤将不同类型的感觉神经末梢共同感受的信号传入中枢后，由大脑皮层综合整理形成复合感觉，作出利于机体的反应，如手触摸到很烫的物体发生回缩反射等。

3. 瘙痒反射

电刺激、机械刺激、动植物纤维和某些化学物质（如组胺）的释放均可引起瘙痒。瘙痒的神经传导尚未有定论，有学者认为瘙痒与疼痛是通过共同的神经通路传导的，疼痛的阈下刺激可产生瘙痒。

三、调节体温功能

皮肤对体温恒定具有重要的调节作用，一方面作为外周感受器，向体温调节中枢提供外界环境温度的信息；另一方面又作为效应器，通过改变皮肤血流量（毛细血管的扩张和收缩）以及分泌汗液等方式带走热量，起到调节体温的作用。

四、分泌与排泄功能

1. 皮脂的分泌与排泄

内分泌系统直接调控皮脂的分泌，雄激素、皮质激素均可使皮脂腺分泌增加，而雌激素可抑制皮脂腺的分泌。皮脂的分泌存在正、反压力平衡，即皮脂排出至皮肤表面，与该处的汗液和水乳化后形成一层乳状脂膜，根据此膜的厚度及皮脂的黏稠度而产生一种抵抗皮脂排出的反压力，正、反压力相互作用，调节着皮脂的排出量。脂溶剂可除去脂膜，使皮脂分泌增加，因此，过度清洗面部会破坏正、反压力平衡，造成皮脂分泌增加。

2. 汗的分泌

汗液是无色透明液体，呈酸性（pH值为4.5~5.5），其中水分占主要成分的99%以上，其余为氯化钠、氯化钾、乳酸及尿素等，与尿液成分相似。

（1）出汗的作用：①散热；②排泄废物；③润滑皮肤与酸化作用；④调节体温；⑤保持水电解质平衡。

（2）局泌汗腺的分泌与排泄：①不显性出汗：正常室温下，只有少数局泌汗腺处于活动状态，无出汗的感觉；②显性出汗：当温度高于30℃时，活动性局泌汗腺增多，出汗明显且有感觉。

（3）顶泌汗腺的分泌：分泌物的成分除了水还包括脂肪酸、中性脂肪、胆固醇等。有些部位的顶泌汗腺（如腋部、腹股沟等）会分泌出黄色、绿色、红色或黑色的有色物质，临床上称为色汗症。

五、吸收功能

皮肤具有吸收外界物质的能力，这也是经皮用药治疗的基础。皮肤吸收的主要途径包括：①通过表皮角质层细胞，以吸收脂溶性物质为主，这是由于角质层具有疏水性，它起着隔离水和水溶性物质的屏障功能；②通过皮肤附属器（如毛囊、皮脂腺、汗管等）吸收少量的水溶性物质；③通过角质层细胞间隙吸收极少量的物质（如钠、钾、汞等）。

六、代谢功能

1. 碳水化合物代谢

皮肤中的碳水化合物主要是糖原、葡萄糖和黏多糖。表皮、毛囊、汗腺均含有酸性黏多糖，相当于血糖含量的 2/3 左右，具有调节血糖的作用。黏多糖具有较高的黏稠度，与胶原纤维静电结合形成网状结构，除对真皮及皮下组织成分起支持、固定作用外，还有抗局部压力的作用。

2. 蛋白质代谢

皮肤中的蛋白质包括纤维蛋白和非纤维蛋白。纤维蛋白主要包括表皮细胞中的张力微丝，角质层中的角质蛋白纤维，真皮中的胶原纤维、弹力纤维和网状纤维。张力微丝和角质蛋白纤维可使表皮细胞保持一定形状，形成较为坚韧的角质层。胶原纤维是构成真皮的主要成分之一，使皮肤具有韧性和抗张力作用。非纤维蛋白是具有遗传特性的蛋白质，主要分布于基底膜带和真皮的基质，常与黏多糖类结合为糖蛋白。

3. 脂类代谢

皮肤中的脂类包括脂肪和类脂质。脂肪主要储存在皮下组织中，主要功能是氧化和储存能量。类脂质是构成生物膜的主要成分，包括糖脂、磷脂、胆固醇、固醇脂等；其中表皮内存在的 7-脱氢胆固醇经紫外线照射后可合成维生素 D，对防治软骨病有疗效。

4. 电解质

皮肤中含有多种电解质，除了含量较高的氯化钠、氯化钾，还有微量的钙、磷、铜、镁等。氯化钠主要存在于细胞间液中，对维持酸碱平衡及渗透压发挥重要作用；氯化钾是调节细胞内渗透压及酸碱平衡的物质，主要存在于细胞质内；钙离子主要存在于细胞内，对细胞膜通透性及细胞间黏着性起调节作用；镁离子存在于细胞内，与某些酶的活性有关；磷离子参与细胞内能量储存及转换，是许多代谢物质和酶的主要成分；铜离子的含量虽少，却是黑色素形成所需的酪氨酸酶的主要成分之一，当机体缺乏铜离子时，还可出现角化不全及毛发卷曲。

（张冬梅、江艇、王宗华）

第二章

创面管理概论

第一节　创面愈合

一、创面愈合的理论基础

创面愈合，又称"伤口愈合"，是一个复杂、有序进行的生物学过程，即致伤因子作用于机体造成组织损伤后，局部组织通过再生增殖，对损伤和缺损的组织进行填充、连接或替代的一系列修复过程，分为生理性愈合和病理性愈合。

（一）创面生理性愈合

有关创面生理性愈合的分期，尚未有统一的定义，但大致可分为 3 个阶段，即止血及炎症期、细胞增殖期、成熟期。

1. 止血及炎症期

止血及炎症期（hemostatic and inflammatory phase）从创伤发生后即刻开始，在生理条件下持续 3~6 天。早在 1975 年，班森（Benson）就提出"炎症开始于受伤后，持续 6 天"的观点。此阶段的特征是：血清蛋白质和凝血因子渗透创面→纤维蛋白凝块稳定创面→中性粒细胞清洁创面→巨噬细胞进入创面，吞噬组织细胞碎片，消化、中和、吞噬损伤因子，避免进一步损伤。由于炎症反应、血管扩张和毛细血管通透性增加，在此期间可见大量富含中性粒细胞、巨噬细胞和各种血浆蛋白的血浆渗液，故止血及炎症期的患者可出现反应性低蛋白血症，表现为血清白蛋白和总蛋白进行性下降。

（1）止血过程。

止血是创面修复的首要步骤，发生在受伤后数小时（4~6 小时）。皮肤血管的损伤使血液漏出，受损组织释放血管活性物质使局部血管收缩，血小板凝集，释放的血管活性物质（如 5- 羟色胺、前列腺素等）使血管进一步收缩，血流减慢，同时释放的磷脂和腺苷二磷酸（adenosine diphosphate，ADP）将吸收、聚集更多的血小板。纤维蛋白原形成不溶性纤维蛋白网，产生血凝块。血凝块参与创面止血，暂时封闭破损的血管，覆盖、保护创面，防止进一步的细菌污染和体液丢失，并提供细胞迁移的基质。

（2）炎症反应。

炎症反应是复杂的机体防御反应，目的在于清除损伤或坏死组织，并为随后的修复和愈合过程奠定基础。炎症反应由纤维蛋白凝块的形成及聚集的血小板脱颗粒引起。血小板脱颗粒释放趋化因子，这些趋化因子可以募集白细胞（主要是中性粒细胞）、骨髓源性的干细胞或纤维细胞从血液进入创口。多种生长因子如表皮生长因子（epidermal growth factor，EGF）、成纤维细胞生长因子（fibroblast growth factor，FGF）、血小板衍生生长因子（platelet-derived growth factor，PDGF）、转化生长因子 -β（transforming growth factor-β，TGF-β）等刺激皮肤细胞加速增生。炎症反应存在于任何创面愈合的过程中，红、肿、热、痛是典型的症状。

①损伤初始表现为局部发红、发热，这是由于随着组胺、5- 羟色胺、激肽等血管活性物质的释放，小动脉扩张，创面局部血液灌注量增加，新陈代谢加强，以清除有害物质。

②炎性渗出期表现为局部肿胀，主要原因是血管扩张的同时血管通透性增加，血浆渗液增多。第一阶段的渗出发生在伤后 10 分钟；第二阶段的渗出发生在伤后 1~2 小时，3~5 天达到渗出高峰；5 天后开始回吸收。

③疼痛也是炎症反应期的症状之一，大量炎症介质（如缓激肽）的刺激可引起创面局部疼痛，但缺血坏死所形成的创面（如压力性损伤）可能无疼痛感。

（3）吞噬和免疫应答。

①吞噬作用：皮肤组织损伤后 2~4 小时，吞噬细胞移入创面，在识别组织碎片、异物和微生物后，向异物移动，随后伸出伪足将异物包裹、吞并，吞噬体与溶酶体形成吞噬溶酶体，消化异物。

②创面"清洁"：炎症初期，以中性粒细胞为主，分泌各种炎症介质如肿瘤坏死因子 - α（tumor necrosis factor- α，TNF- α）和白细胞介素，同时中性粒细胞吞噬细菌并释放蛋白水解酶，以清除细胞外基质中受损和失活的成分，主要包括胶原蛋白、透明质酸和黏附分子，此过程称为创面的首次"清洁"。如果抗生素或抗炎药使用过多，会影响伤口"清洁"，导致创面迁延不愈。

③脓液形成：若发生感染，白细胞持续移行，吞噬活动也随之加强，炎症期延长，创面愈合延迟。创面部位持续氧供对白细胞吞噬活动极为重要，吞噬细胞只在有氧条件下才能杀死细菌。吞噬细胞在吞噬组织细胞碎片后会进行裂解，与被溶解的组织共同形成脓液，需要通过更换敷料和局部引流的方式将其清除出创面。脓液淤积在创面内也会影响创面愈合。

④趋化作用：除了吞噬杀菌和创面"清洁"作用，巨噬细胞还具有趋化作用，即巨噬细胞受细菌毒素等趋化刺激物质吸引，并被中性粒细胞进一步活化，向创面大量聚集，分泌促进炎症反应的细胞因子（如 IL-1、IL-2、TNF- α）及多种生长因子（碱性成纤维细胞生长因子、表皮生长因子、血小板衍生生长因子），刺激细胞增殖。

⑤细胞激酶的作用：细胞激酶包括细胞因子和多种生长因子，对各种组织细胞有抑制和刺激两方面的作用，并通过相互作用来精确控制创面愈合。随着对创面愈合机制的深入研究，有学者发现巨噬细胞可产生许多细胞激酶，以溶解血块和细胞碎片，血块溶解后形成充满液体的空腔，使成纤维细胞和内皮细胞可以进入。巨噬细胞还能够释放出许多生长因子，促进新血管的再生，以恢复组织的血管结构，这是肉芽生长的基本条件。

2. 细胞增殖期

细胞增殖期（proliferative phase）的特征是细胞增殖分化，出现新生血管和肉芽组织。创伤发生后 1 周内，创面愈合进入增殖期，持续 2~3 周。局部炎症出现不久，即有新生血管和肉芽组织的形成并开始上皮化，新生血管是肉芽组织生长的基础，故此期也可称为肉芽期。

（1）新生血管和血管化。

在血管内皮生长因子（vascular endothelial growth factor，VEGF）、成纤维细胞生长因子 -2（fibroblast growth factor-2，FGF-2）、血小板衍生生长因子等生长因子的刺激下，血管内皮细胞降解并突破基底膜向创面周围区域移动，通过细胞分裂形成血管芽，单个血管芽向另一个血管芽生长，两个血管芽沟通后形成血管通路，随后进一步形成血管分支、血管网和毛细血管环，此过程又称"毛细血管重建过程"，整个过程大概需 1~4 天。

新生血管是保证创面充分血氧供应和营养的基础，如果没有血管的新生和重建，肉芽就无法生长，创面也就不能愈合。因此，临床护理工作中应设法促进血管重建并保护新生血管不受外加因素的损伤。需要注意的是，新生毛细血管对机械张力的耐受性差，易破裂出血，因此临床在撕揭纱布敷料时可见创面有新鲜点状出血或渗血，此期创面需要特别保护，保持局部处于湿润状态，避免机械性损伤。

（2）肉芽组织形成。

"肉芽"一词由西奥多·比尔罗特（Theodor Billroth）提出，依据是其外表呈鲜红色、玻璃样透明的颗粒状。肉芽组织也被称为"暂时的、原始的组织或器官"。创面内成纤维细胞增生，合成细胞外基质，可形成富含新生血管的肉芽组织。

①肉芽组织的形成过程：新生血管的形成时间决定了新生肉芽填补创面的时间。新生血管形成时，每个肉芽都有相应的血管分支，并伴有大量的毛细血管环。成纤维细胞产生胶原蛋白，在细胞处形成纤维，支撑肉芽组织。

②红色肉芽床：当肉芽组织生长良好时，肉芽颗粒随时间增加而增多，形成鲜红色、湿润、有光泽的外表。肉芽组织填补创面的基底层，封闭创面并作为上皮形成"床"，若创面内出现此类肉芽，提示愈合过程良好。

③肉芽生长不良：若肉芽组织有腐肉沉积或覆盖，外观苍白、疏松，则表明愈合过程停滞，肉芽生长不良。

④影响肉芽组织形成的因素：肉芽组织的形成程度与凝血及炎症反应的程度直接相关。任何影响凝血及炎症反应的因素都会影响创面愈合，如创面不洁、温度过低（创面愈合的适宜温度是 28~32 ℃）、血供不良等。

（3）成纤维细胞的功能与作用。

成纤维细胞是创面愈合过程中的主要功能细胞。创伤发生后，成纤维细胞局部增殖、分化，同时合成、分泌胶原蛋白。但成纤维细胞移行至创面区域需要一定条件，当创面内有血肿、坏死组织、异物或细菌时，成纤维细胞的移行和新生血管的形成都将延迟。因此，要想促进创面愈合，就必须尽早清除创面内的血肿、坏死组织、异物等，为成纤维细胞发挥其活性功能和作用创造一个良好的创面环境。

3. 成熟期

成熟期（maturation phase），又称"重塑期（remodeling phase）"，表现为创面重塑及成熟，开始于伤后 21 天左右，可持续 1 年或更长时间。新生的肉芽组织（如纤维组织）在数量和质量上并不一定能达到结构和功能要求，故需要进一步改构和重建。细胞增殖期形成的基质主要含有Ⅲ型胶原蛋白、纤维蛋白、纤连蛋白、透明质酸，在成熟期逐渐被Ⅰ型胶原蛋白取代，创面完全闭合。纤维母细胞及肌成纤维细胞的迁移导致创面收缩，从创缘内部拉紧创面边缘，使创面缩小，肉芽组织所含血管和水分减少，逐渐变硬形成瘢痕。上皮从创缘开始，通过有丝分裂和细胞移行形成新生上皮细胞覆盖创面，标志着创面愈合过程完成。最后，成纤维细胞凋亡，形成相对无细胞的瘢痕组织，其抗张强度与正常皮肤组织相仿。

（1）创面收缩。

当创面成纤维细胞的分泌活动结束后，一部分成纤维细胞变成纤维细胞（静止状态的成纤维细胞），而另一部分则变成肌纤维细胞。肌纤维细胞形态似平滑肌细胞，含收缩性的肌动蛋白，拉紧创面边缘使之缩小。此过程开始于伤后 2 周，以每天 0.6~0.7 mm 的速度持续收缩创面。

（2）上皮形成（创面愈合过程结束的标志）。

①上皮形成的生理过程：皮肤基底层有代谢活性的细胞具有无限的有丝分裂潜能。表皮受损后，创面区域缺乏大量产抑素细胞，使细胞"外抑素"水平明显下降，基底层细胞的有丝分裂活性升高，这一过程启动了填补缺损所需的细胞增生。

②上皮的移生和爬行：细胞从基底层向皮肤表面移行，通过细胞的成熟、修补和替代，与创缘呈线性相反的方向修复。创缘上皮的形成从上皮完整性断处开始，分裂的上皮细胞通过阿米巴样运动向另一边爬行生长，类似单细胞生物的活动。这些阿米巴样运动仅发生于裂隙样的表浅创面，目的是封闭创面裂隙。表皮细胞不能爬入空洞或伤口窦道，而且要求爬行表面光滑、湿润。因此，创面护理过程中应以促进肉芽组织生长为目的，注意营造有利于表皮细胞移行的湿性愈合环境。

③再生上皮的特点与护理要点：所有类型的创面中，只有表浅性擦伤和浅Ⅱ度烧伤是按生理性再生模式愈合的，再生组织与伤前组织相对完整和一致，愈合后不遗留瘢痕，仅有少量色素沉着。而其他类型的创面的缺失组织是通过创缘细胞移行来替代，这种再生上皮血管少，缺乏腺体、色素细胞及足够的神经支配，因此修复后的创面较脆弱，易再次破溃，可能出现色泽和感觉功能的改变。

（二）创面病理性愈合

创面病理性愈合较为复杂，是指众多原因对创面的生理性修复机制造成负面影响，导致创面微环境状况发生极大的负面改变，如坏死物质不易脱落、异常炎症反应、酶类活性改变、促修复细胞因子和修复细胞效率低下、顽固的感染等。创面病理性愈合缺乏达到愈合的必要条件，表现为停滞于出血期、炎症期或增生期。

（三）创面愈合的基本类型

1. 一期愈合

一期愈合（healing by first intention），又称"一期创面愈合（primary wound healing）""一期闭合（primary closure）"，组织修复以原来的细胞为主，仅含有少量纤维组织，局部无感染、血肿或坏死，组织再生过程迅速，结构和功能修复良好。一期愈合见于通过简单方法拉近或用缝线、植皮或皮瓣进行闭合的创面，或在手术中形成和闭合的创面，或组织缺损少、创缘整齐、血液供应充足、无感染的创面。

2. 二期愈合

二期愈合（healing by second intention），又称"二期创面愈合（secondary wound healing）""自发愈合（spontaneous healing）"，是指机体遭受外力作用，皮肤等组织出现离断或缺损后的愈复过程，包括各组织再生、肉芽组织增生、瘢痕形成等。二期愈合见于组织缺损大、创缘不整、哆开、无法整齐对合的创面，或伴有感染的创面。

3. 三期愈合

三期愈合（healing by third intention），又称"三期创面愈合（tertiary wound healing）""延迟一期创面闭合（delayed primary closure）"。三期愈合见于严重污染、无法一期愈合，但经 4~5 天开放观察后表现为干净且血液供应良好的创面。

二、影响创面愈合的因素

创面愈合过程受到多种因素的影响，大体分为全身因素和局部因素。

（一）全身因素

营养缺乏、严重贫血、年老、患有基础性疾病等全身因素会延缓创面愈合过程，某些全身性疾病还会成为局部慢性难愈合创面形成的真正诱因，如糖尿病诱发溃疡。此外，创伤后神经内分泌失调和免疫功能紊乱也会对创面愈合和修复过程产生不利影响。

1. 年龄

年龄是影响创面愈合的主要全身因素，不同年龄组织细胞的再生能力不同。随着年龄的增长，创面细胞的迁移和增殖速度变慢，组织细胞的修复与再生能力减弱，加之血管老化导致局部血液供应减少，造成创面愈合慢甚至不愈。

2. 营养

缺乏蛋白质、维生素、微量元素将直接或间接地影响创面愈合。营养不良会延长炎症反应，抑制成纤维细胞功能，减少血管生成和胶原沉积，从而影响创面愈合。研究表明，营养支持技术对促进创面愈合有明显的益处。

蛋白质、碳水化合物（用于胶原合成）、精氨酸、谷氨酰胺、多不饱和脂肪酸（调节花生四烯酸途径）、维生素 A（参与表皮生长）、维生素 C、维生素 E、镁、铜、锌和铁在创面愈合过程中具有重要的作用，缺乏任何一种成分都会影响创面的愈合。早在 15 世纪，葡萄牙探险家瓦斯科·达·伽马（Vasco da Gama）就发现，维生素缺乏导致的坏血病与多种无法愈合的皮肤损伤有关。1747 年，英国外科医生詹姆斯·林德（James Lind）证明，柑橘类水果能够成功治疗坏血病，并促进创面修复。维生素 C 是中性粒细胞产生过氧化物杀灭细菌所必需的成分，有利于巨噬细胞的吞噬和游走，促进细胞间质、胶原纤维和糖胺聚糖生成。

3. 全身性基础疾病

糖尿病、尿毒症、高血脂、严重贫血、严重创伤后低血容量休克或容量复苏不完全等全身性基础疾病会影响创面愈合过程。对于严重出血创伤患者，为保证心、脑等生命器官功能运转，机体会代偿性减少皮肤和软组织的血液供应。对于严重贫血患者，机体氧供不能满足组织代谢旺盛的需求，从而影响创面愈合。

4. 神经内分泌和免疫反应

任何致伤因子，只要达到足够的时间或强度均可激起全身非特异性反应，产生一系列神经内分泌和免疫功能的改变。例如，糖皮质激素的增加会导致依赖胰岛素的组织（骨骼肌）糖利用障碍，蛋白质分解增强；口服类固醇药物已被证明在创面修复过程中能够降低细胞因子浓度，导致胶原沉积减少；此外，任何损害炎症反应的药物都可能阻碍愈合级联反应。

艾滋病毒、癌症和营养不良都会造成一定程度的免疫抑制，这可能导致创面愈合延迟。化疗和放疗也可能对创面愈合过程产生负面影响。血管内皮生长因子是创面愈合血管生成阶段的重要调控因子，化疗药物会对其产生影响。放疗辐射会导致组织缺血，并可能导致皮肤溃疡。非致伤因子（如社会因素、职业的不稳定和情绪焦虑）通过影响神经内分泌免疫功能，从而间接影响创面愈合。

5. 遗传

遗传因素会影响瘢痕组织的形成。当瘢痕组织过度生长、超出创面边缘时，容易发生瘢痕疙瘩（keloid scar），常见于肩膀、手臂或上胸部，腰部以下很少见。主要表现为疼痛、发痒、复发率高，可使用类固醇药物、冷冻疗法或放射疗法进行治疗。瘢痕疙瘩的形成具有较强的遗传因素，在黑人、西班牙裔或亚裔患者中较为常见。

6. 吸烟

吸烟使血液循环中一氧化碳含量增加，一氧化碳与血红蛋白结合降低了氧的释放，影响创面氧供。尼古丁在炎症期对趋化作用、细胞迁移功能和氧化杀菌机制产生不利影响，减少成纤维细胞的迁移和增殖，从而影响创面愈合。

（二）局部因素

1. 异物存留

创面或伤道内异物存留是影响创面愈合最重要的局部因素，其影响主要来源于以下方面：①异物自身携带大量细菌或污染物，易引发感染；②部分异物本身具有一定的组织毒性，可对周围组织直接造成损伤，阻碍或延缓创面愈合，如火药微粒、铅粒等；③异物作为非机体物质，会刺激周围组织，加重炎症反应，从而使创面愈合延迟。因此，在清创过程中，应尽量将异物摘除或清理完全。

注意事项：①清创条件不允许时，如果深部组织内的异物不影响生理功能，可暂缓摘除，以免在摘取过程中造成更大的组织损伤或创面；②紧邻神经、血管外侧的锐性异物一般应及时摘除；③游离的较大骨碎片应尽量手术复位，可摘除较小且失去生机的骨碎片；④创面缝合使用的结扎线和缝合线也是异物，尽量减少使用数量，缩短保留时间，以减轻局部炎症反应。

2. 坏死、失活组织和凝血块

大面积挫伤的创面通常存积有大量凝血块、坏死组织碎片。外科处理时可通过"4C法"来判定创面组织是否坏死、失活，即创面组织颜色（color，坏死、失活组织颜色暗紫）、紧张度（consistency，坏死、失活组织呈软泥状）、收缩性（contractility，坏死、失活组织无收缩力）和毛细血管出血（capillary hemorrhage，坏死、失活组织无毛细血管出血）。此外，还可通过注射染料和光学对比法来判断组织损伤程度和范围。坏死、失活组织应尽量在清创时摘除，这也是预防创面感染的重要措施。

凝血块和清创后遗留的无效腔都会增加创面感染风险。对于无污染的手术切口，在关闭时应彻底止血，分层缝合不留无效腔。对有污染的创面，清创时应尽可能少用结扎法止血，电灼或压迫止血应列为首选。关闭切口时，应放置引流条，视情况在术后48~72小时取出。

3. 局部感染

创面轻度污染一般不会对创面愈合和修复产生影响。创面感染后，其内微生物会分泌代谢产物或外毒素，如金黄色葡萄球菌 α-毒素会引起红细胞及血小板的破坏，同时促使小血管平滑肌收缩、痉挛，导致毛细血管供血不足、血流阻滞，创面营养不足、愈合减慢，甚至出现局部组织缺血坏死。另外，葡萄球菌的杀白细胞素通过作用于靶细胞膜上的特异性受体而实现对中性粒细胞及巨噬细胞的溶细胞效应，使之溶解死亡并丧失清除细菌的能力，以致感染迁延不愈。除此之外，创面感染后产生大量内毒素和蛋白水解酶，这些物质的细胞毒作用引起自由基损伤，造成组织水肿、电解质紊乱急剧增加、脓性分泌物增多，最终导致蛋白质大量水解，使肉芽组织生长缓慢或因肉芽的过度增生影响上皮形成，从而影响创面愈合。

4. 创面周围局部缺血

创面组织周围局部血液供应障碍，不仅是受血管本身因素的影响，血管外组织出血、水肿压迫血管壁也会造成缺血。局部炎症反应使微动脉出现一过性挛缩，导致血流动力学出现"高流动相—低流动相—血流瘀滞相"的改变，如果炎症因子过于强烈或持久，血液黏度会增加，血流瘀滞延长。另外，白细胞在创面大量聚集，吞噬坏死组织和异物，代谢活动增强，使组织耗氧量显著增加。创面周围组织内出血、水肿、张力增加从而压迫血管，是导致局部血液供应障碍的另一主要原因。充足的血流是创面愈合与修复的重要条件，不仅能向创面提供充足的氧气和必要的营养物质，还能运出毒性产物、代谢废物、细菌和异物。

5. 创面的湿度和温度

"湿性创面愈合"理论认为，湿性创面有利于形成局部低氧环境，从而刺激成纤维细胞生长与毛细血管胚芽的形成。因此，保持局部创面一定的潮湿度更有利于创面愈合。在相对潮湿、低氧、微酸的环境中，坏死组织的溶解速度增强，生长因子释放增多，创面疼痛程度减轻。

6. 制动

过早活动容易加重炎症过程中的渗出反应，使机体出现局部肿胀，影响供血。同时，活动的牵扯易导致创面出血，使脆弱的新生肉芽组织遭到破坏，影响成纤维细胞的分化和瘢痕组织的形成。

7. 缺氧

缺氧对创面愈合是一把双刃剑。创伤早期，低氧张力可以诱发创面愈合过程的启动，刺激巨噬细胞、角质形成细胞和成纤维细胞的合成，并释放细胞因子和生长因子。但是，创面愈合过程需要氧气来维持，长期缺氧会增加创面感染的风险，阻碍细胞释放各类细胞因子和生长因子，导致创面愈合延迟。

（陈丽莉、王宗华、黎宁）

第二节　创面分类

创面是指致伤因子作用于正常皮肤组织造成的组织损伤或缺损，常伴有皮肤完整性的破坏以及正常功能的受损。创面一旦形成，机体就会迅速作出反应，启动愈合修复。然而，不同创面的特点不同，愈合过程存在差异，因此，不同创面的愈合方式也不同。

根据愈合时间，创面可分为急性创面和慢性创面。有关急性与慢性创面的愈合时间尚未有统一的标准，通常认为急性创面是指 2 周内能自行愈合的所有创面，而慢性创面是指由于缺血、感染、异物等某些不利影响因素导致创面愈合过程受阻，愈合部分或完全停止，创面愈合时间超过 2 周的创面。由此可见，所有慢性创面都是由急性创面发展而来的。

一、急性创面

急性创面可定义为皮肤和皮下组织完整性破坏，以有序、简单、快速的方式愈合。急性创面通常呈现出较为有序的生理性愈合过程，包括出血期、炎症期、增生期、改建期。修复的组织多以原来的细胞为主，再生修复过程迅速，结构与功能修复良好。常见的急性创面包括擦伤（abrasion）、创伤后的清洁创面、择期手术切口（surgical incision）、Ⅱ度烧伤、供皮区（donor site）创面。

二、慢性创面

慢性创面可定义为创面没有按照预期的时间和外观进行修复，采取积极恰当的治疗后治疗反应偏离预期。受到某些不利因素的影响，慢性创面愈合时间延长，且不能按照正常、有序、及时的过程修复，修复后不能恢复解剖结构和功能。慢性创面的典型特征是全层组织缺失，致使再上皮化过程延迟。慢性创面多长期停滞在愈合的某个阶段，不仅影响功能，还可能成为感染的门户。常见的慢性创面包括压力性损伤（pressure injury）、下肢血管性（动脉性/静脉性）溃疡（leg ulcer）、糖尿病足（diabetic foot）、Ⅲ度烧伤等其他难愈合创面（hard-to-heal wound）。

（陈丽映、王宗华、黎宁）

第三节　创面床准备

创面床准备（wound bed preparation，WBP）理论是继"湿性创面愈合"理论、创面多种生长因子研究之后，慢性创面处理的第三个里程碑式进展。其核心是通过去除影响创面愈合的全身因素和局部因素，并贯彻对创面分期的系统评估，同时应用敷料、生长因子、酶类等主动创造一个相对适宜的创面微环境，加速创面愈合或为进一步的手术治疗做准备的一系列过程。创面床准备在考虑一般慢性创面病理性愈合整体过程的同时，也兼顾了创面愈合各个时期所需的条件，强调创面床的外观和达到愈合所需的状态。这一概念的提出将慢性创面的局部处理与急性创面区分开来，使其成为一个相对独立、自成系统的过程。

1. 创面床准备的概念

既往慢性创面的治疗手段单一，创面用药较为固定，导致患者出现愈合缓慢、截肢率高的现象。2000 年，法兰加（Falanga）首次提出在湿性治疗中准备创面床的概念，认为创面的愈合应该以血管良好、没有感染、没有瘢痕增生的创面床为基础。2003 年，舒尔茨（Schultz）等对创面床准备进行了系统性总结，为慢性创面治疗提供了指导方案。2006 年，西博尔德（Sibbald）等认为弄清创面的病因和评估影响创面愈合的全身因素是创面床准备中拟定治疗方案的前提。2007 年，克劳迪奥（Claudio）等提出"TIME-H"的概念，强调创面床处理中应针对创面不同阶段特征采取相应的创面床准备措施，以促进愈合。2011 年，西博尔德等将创面床准备与疼痛管理联合应用，通过循证的方法实施创面床准备，证实创面疼痛是创面管理的重要组成部分，同时应联合 "TIME" 原则来促进创面愈合。

2006 年，创面床准备这一概念在我国文献中出现，被认为具有确实的临床价值，能加快创面愈合并促进较小创面快速自愈。2008 年，王金文等通过创面床准备对犬咬伤且严重暴露创面进行干预后发现，患者住院时间缩短了 4 天，创面感染率显著降低。目前，创面床准备已广泛应用于我国创面治疗护理。

2. "TIME" 原则及 "TIME-H"

"TIME" 原则是创面床准备的核心，强调创面床准备的四个重要方面（图 2-3-1），即组织清创（T，tissue debridement）、感染或炎症反应控制（I，infection or inflammation control）、湿性平衡维持（M，moisture balance）和创面边缘处理（E，edge of wound）。

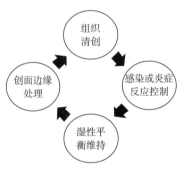

图 2-3-1 "TIME" 原则

"TIME" 原则强调去除影响创面的细菌性、坏死性、细胞性负荷（清创和处理感染），设法保持创面的湿性平衡（控制渗液），并运用各种生物因子主动创造一个相对适宜的创面微环境，加速创面愈合或为手术创造条件。

"TIME-H" 中的 "H" 代表愈合时间（healing time），"TIME-H" 在 "TIME" 原则的基础上增加了对愈合时间的评价和规划，并强调在治疗过程中需要进行多次动态评价，及时调整治疗方案，以确保创面能尽快愈合。法兰加根据 "TIME" 原则编制出创面床准备的管理方法和评价指标表（表 2-3-1），为临床医护人员观察创面床在组织感染、渗液等方面的特征及选择治疗方案提供了科学指引。

表 2-3-1　创面床准备的 "TIME" 操作工具

创面床准备	临床观察	病理生理学分析	临床措施	主要作用	临床结果
组织清创	创面及周围组织失活或缺失	有缺陷的细胞基质和细胞碎片影响创面愈合	（1）清创（间断或持续）； （2）自溶、锐性、酶性、机械或生物性清创	恢复创面基底和有功能的细胞外基质蛋白	创面基底有活力
感染或炎症反应控制	创面出现感染或炎症	（1）严重的细菌感染或迁延的炎症反应； （2）炎症细胞因子增多； （3）蛋白酶活性上升； （4）生长因子活性下降	（1）去除全身和局部感染因素； （2）抗菌； （3）抗炎； （4）使用抗蛋白酶活性药物	（1）细菌量减少或炎症控制； （2）炎症细胞因子减少； （3）蛋白酶活性下降； （4）生长因子活性上升	菌群平衡，炎症反应降低
湿性平衡维持	湿度平衡失衡	（1）干燥延缓上皮细胞的爬行； （2）过量的渗出导致创面浸渍，抑制生长	（1）应用湿性敷料； （2）用正压、负压或其他方法减少渗液	（1）恢复上皮细胞的爬行； （2）避免干燥； （3）避免水肿； （4）渗液控制良好	湿度平衡控制
创面边缘处理	创缘不能上皮化，创面边缘无扩展或潜行	（1）没有爬行的角质形成细胞； （2）没有反应性的伤口细胞，细胞外基质异常或蛋白酶活性异常	（1）再次评估原因或考虑进一步处理方法； （2）清创； （3）植皮； （4）生物工程皮肤	（1）角质形成细胞迁移； （2）蛋白酶活性恢复	创缘迁移进展

（1）组织清创（T）。

评估是否存在缺乏活力或坏死的组织和细胞、异物、渗出物、细菌生物膜或蜕皮。失去生命力的坏死组织为感染提供条件，大量细菌在慢性创面的蓄积，可能会进一步导致迁延持久的炎症反应，阻碍创面收缩和再上皮化。同时，大量中性粒细胞、肥大细胞和巨噬细胞的聚集会释放蛋白酶、过氧化物阴离子，破坏创面的生长因子、受体和细胞外基质蛋白。创面组织管理的重要内容是清除坏死组织，降低"坏死负荷"，同时去除微生物、毒素以及其他削弱宿主（患者）免疫的物质，清除隐藏细菌的无效腔，引流脓液，从而促进创面愈合。

（2）感染或炎症反应控制（I）。

感染是影响创面愈合的重要因素。在一项包含 67 例糖尿病足溃疡患者的研究中，约 80% 的患者存在细菌感染，其中以金黄色葡萄球菌、铜绿假单胞菌居多。创面出现感染时会加剧炎症反应，导致创面迁延不愈。创面的细菌水平分为污染、菌落聚集、局部感染、感染扩散四个等级。①污染：创面虽然存在微生物，但没有繁殖，并不妨碍愈合。②菌落聚集：创面有微生物繁殖，但菌落并没有引起宿主细胞的损伤，因此不会妨碍愈合。③局部感染：细菌负荷处于菌落聚集和感染之间；菌落聚集的创面愈合缓慢或无法愈合，但并不会出现红、肿、热、痛等感染征象，当创面出现痛觉敏感、渗出增加、创面颜色变化、质脆、肉芽组织异常、有脓或者异常气味等临床表现说明局部感染已发生。④感染扩散：感染发生的范围超过了创缘，需要全身使用高效抗生素。慢性创面细菌负荷包括创面微生物的数量、类型、毒力及宿主情况。

（3）湿性平衡维持（M）。

湿性平衡是指创面水分平衡。研究显示，过于干燥的创面会结成硬痂，使内在胶原组织和创缘周围组织变得干燥，并会减慢创缘表皮细胞的爬行，限制表皮再生。现已证实，湿性环境可以调节氧张力与血管生长，有利于坏死组织与纤维蛋白溶解，促进多种生长因子释放，从而加速创面愈合。在湿润环境中，上皮细胞更容易爬行创面，愈合速度比暴露在空气中快 40%。不过，慢性创面过多渗液会导致创缘和周围皮肤浸渍，反而不利于创面愈合。必须注意，WBP 理论中的湿性环境应是封闭的湿性环境，这样才能阻隔细菌、外界异物，创造适合创面愈合的微环境要求。

（4）创面边缘处理（E）。

慢性创面的创缘不易再上皮化，并伴随慢性炎症反应。上皮细胞无法移行闭合创面，创缘细胞高度增殖并阻碍创面的正常细胞移行。创面不能愈合最明显的表现是创面不能上皮化。对于健康愈合中的创面，可肉眼观察到清晰、均匀、一致的边缘，上皮生长的边缘在创面床展开，创面床呈粉红色；相反，不健康的创缘可能出现水肿、肥厚，甚至还可能伴有感染，肉芽组织暗红、没有弹性、易脆。

"TIME" 原则是基于慢性创面的病理生理特点，针对影响创面愈合的因素提出的临床干预方法，明显提高了创面的愈合率。此外，"TIME" 原则可用于评估创面处理中的新技术，有利于创面更快修复。

（程珂、王宗华、黎宁）

第四节　创面评估

创面评估（wound assessment）是创面管理的第一步。初始阶段主要评估患者的全身状态和创面局部状态，为创面的愈合及治疗效果连续性动态评估提供可比性的指标。通过创面评估，获取创面临床资料，制订创面护理治疗方案，有利于创面的连续性管理，及时评价创面护理及管理的效果。

一、全身状态评估

全身状态评估是指对影响创面愈合的因素进行系统、全面的分析，以了解与创面愈合相关的整体状况，包括创面受损的原因及类型、创面持续时间，以及影响创面愈合的全身性因素、心理社会因素和局部因素。全身状态评估内容较多，评估方法无法统一，部分因素因不典型易被忽视，疾病管理依从性较差，给创面护理及管理带来挑战。因此，如何统一评估方法、提高患者自我管理意识、控制全身因素对创面愈合的影响是创面管理研究及实践的热点。

二、创面局部状态评估

创面局部状态评估既能反映机体整体状况，同时也与如何选择有效的创面处理方法有紧密联系。创面局部状态评估包括特定的量表评分或分类，创面所处的愈合阶段，创面大小、深度、面积测量，创面 pH 值评定，创面局部感染特征等。

法兰加等建立了创面床评估系统（wound bed score，WBS），包括创面肉芽、纤维组织、瘢痕、渗液量等 8 个方面，各方面以"0（最差）~2（最佳）"的程度来赋分，总分 16 分为创面床的最佳状态，0 分则为最差。创面评估可用英文字母 ASSESSMENTS 归纳：① A：解剖位置（anatomic location）；② S：大小、形状、阶段（size，shape and stage）；③ S：窦道和潜行（sinus tracts and undermining）；④ E：渗出液（exudate），即渗液；⑤ S：败血症（septicemia）；⑥ S：周围皮肤（surrounding skin）；⑦ M：浸渍（maceration）；⑧ E：边缘和上皮组织（edge and epithelial tissue）；⑨ N：坏死组织（necrotic tissue）；⑩ T：组织床（tissue bed）；⑪ S：记录创面情况（status）。

1. 创面基底颜色

根据创面基底颜色，采用 RYB（red-yellow-black，红 - 黄 - 黑）分类法将创面分为红、黄、黑及混合型。基底红色提示创面有健康的肉芽组织生长；基底黄色提示创面有黄色分泌物或坏死组织，暂无愈合准备，常伴有感染；基底黑色提示创面血液供应不充分，有坏死组织或结痂，无愈合倾向。部分创面属于混合型，创面内有不同颜色的组织。

压力性损伤的创面局部状态评估常使用美国国家压疮咨询委员会（National Pressure Ulcer Advisory Panel，NPUAP）的评估工具，根据压力性损伤的程度分为1—4级。1级为最轻，皮肤表面出现压之不褪色的压红，只需要勤翻身即可缓解；4级则为最严重，已侵害到肌肉和骨组织。

糖尿病的创面局部状态评估常使用瓦格纳（Wagner）分级法，根据坏疽侵害的程度分为0—5级。0级为最轻，表示只有坏疽的危险；5级则为最严重，表示全足坏疽。

2. 创面组织的类型和比例

创面内的组织分为有活力的组织和无活力的组织（表2-4-1）。有活力的组织主要有肉芽组织、上皮组织、肌肉组织、皮下组织等，无活力的组织主要有坏死组织、焦痂、腐肉等。临床上大部分的创面都是各类组织混合，例如肉芽组织生长伴有部分未溶解的坏死组织。创面内各种组织所占比例及比例的变化能预示创面愈合的方向及速度。各类组织的比例以百分比（25%、50%、75%、100%）来记录，例如创面内肉芽组织50%、坏死组织50%。如果创面内肉芽组织的增生良好，且随着时间推移不断增加，意味着创面向愈合的方向发展。

表 2-4-1　创面组织的类型及特点

组织类型	组织活力	特点
肉芽组织	有活力	含有新生血管、胶原纤维素及炎性细胞的红色或粉红色组织，表面有肉芽颗粒
无颗粒肉芽组织	有活力	创面红色肉芽组织，表面光滑、无颗粒
上皮	有活力	再生的上皮组织覆盖创面，呈粉红色
坏死组织	无活力	组织已坏死，失去了组织的生理成分与生物活性
焦痂	无活力	与组织黏附紧密或松脱的黑色或灰色坏死组织
腐肉	无活力	呈白色或黄色

3. 创面渗液的量及性质

创面渗液的评估包括创面渗液量、渗液的性状及渗液的气味。创面炎症期与增生期的渗液量相对较多，成熟期渗液量减少。如果创面渗液量突然增加，提示创面发生变化。

根据敷料吸收渗液状况判断渗液量，可将创面按渗液量少到量多分为1—3级。1级表示没有渗液或少量渗液，敷料可维持1周以上；2级表示中量渗液，敷料2~3天更换1次；3级表示大量渗液，敷料至少1天更换1次。

4. 创面大小

创面大小的评估包括创面的长、宽、深，有无潜行、窦道、瘘管。

（1）创面表面的测量：常用方法是最长径和最宽径相乘得出面积，这种方法很难对形状不规则的创面进行测量，且误差率高达44%。若使用椭圆公式，即最长径 × 最宽径 × $\pi/4$，将会使创面测量的面积更加精确。创面长度的测量应与人体的长轴平行，宽度的测量应与人体的长轴垂直。

（2）创面深度的测量：多以创面的最深部为底部，垂直于皮肤表面的深度。将无菌棉签垂直放入创面的最深处，用无菌镊子平齐于创面表面夹住棉签，取出棉签后用刻度尺测量棉签顶端到镊子的长度。

（3）潜行测量：创面皮肤边缘与创面床之间的袋状空穴称为潜行。潜行采用"时钟法"描述，以创面与患者头部相对应的点为12点，相反方向为6点，以顺时针方向测量描述。

（4）窦道：周围皮肤和创面床之间形成的纵行腔隙称为窦道。窦道基底有盲端，可使用探针测量（测量方法同潜行）。

（5）瘘管：两个空腔器官之间或从一个空腔器官到皮肤之间的通道称为瘘管。瘘管至少有2个出口，无盲端，创面表面与体内脏器相通。

5. 创面气味

正常创面无异味，而异常的创面会产生异味，主要由于坏死组织溶解、感染和渗液三个方面。粪臭味通常提示伴有大肠杆菌或金黄色葡萄球菌感染，腐臭味提示可能伴有革兰氏阴性菌感染，腥臭味提示可能伴有铜绿假单胞菌感染。

6. 创面边缘

创面边缘通常紧贴基底。若创面边缘出现与基底分离或向内卷曲，提示创面有潜行或上皮生长受阻，创面愈合时间延长。若创面边缘出现明显的增生或瘢痕，提示创面经久不愈，应尽快寻找影响创面愈合的原因。

7. 创面周围皮肤

创面周围皮肤的评估包括皮肤的颜色、质地、温度及完整性（正常、水肿、糜烂等），皮肤是否受到浸渍，有无红斑、丘疹和脓疱等。如皮肤出现红、肿、热、痛，可能意味着创面处于感染状态。

8.创面疼痛

创面疼痛是一种与开放创面直接相关的症状。世界创面愈合学会联盟（World Union of Wound Healing Societies，WUWHS）要求，创面护理时需要进行疼痛评估。创面疼痛提示可能存在感染、异物或其他不良刺激。

（戴小华、王宗华、黎宁）

参考文献

［1］　付小兵.糖尿病足及其相关慢性难愈合创面的处理［M］.2 版.北京：人民军医出版社，2013.

［2］　巴拉诺斯基，阿耶洛.伤口护理实践原则（第 3 版）［M］.蒋琪霞，译.北京：人民卫生出版社，2016.

［3］　胡爱玲，郑美春，李伟娟.现代伤口与肠造口临床护理实践［M］.2 版.北京：中国协和医科大学出版社，2018.

［4］　顾永峰.皮肤创伤愈合过程的研究［J］.亚太传统医药，2010，6（7）：165-166.

［5］　姚波，刘万宏，傅亚.影响创面愈合的营养因素研究进展［J］.基因组学与应用生物学，2012，31（6）：640-643.

［6］　徐媛，刘宏伟.创面修复"TIME"原则及其意义［J］.中国组织工程研究，2012，16（11）：2059-2062.

［7］　李晓康，王舒，于杨，等.皮肤创伤修复研究进展［J］.中国中西医结合皮肤性病学杂志，2016，15（1）：62-65.

［8］　Lazarus G S，Cooper D M，Knighton D R，et al. Definitions and guidelines for assessment of wounds and evaluation of healing［J］. Wound Repair Regen，1994，2（3）：165-170.

［9］　Mendelsohn F A，Divino C M，Reis E D，et al. Wound care after radiation therapy［J］. Adv Skin Wound Care，2002，15（5）：216-224.

［10］　Demidova-Rice T N，Hamblin M R，Herman I M. Acute and impaired wound healing：pathophysiology and current methods for drug delivery，part 1：normal and chronic wounds：biology，causes，and approaches to care［J］Adv Skin Wound Care，2012，25（7）：304-314.

［11］ Schultz G S，Sibbald R G，Falanga V，et al. Wound bed preparation：a systematic approach to wound management［J］. Wound Repair Regen，2003，11（s1）：S1-S28.

［12］ Campos A C，Groth A K，Branco A B. Assessment and nutritional aspects of wound healing［J］. Curr Opin Clin Nutr Metab Care，2008，11（3）：281-288.

［13］ Teller P，White T K. The physiology of wound healing：injury through maturation［J］. Surg Clin North Am，2009，89（3）：599-610.

［14］ Daly J M. Timing of administration of bevacizumab chemotherapy affects wound healing after chest wall port placement［J］. Yearbook of Surgery，2011：197-198.

［15］ Tsioufis C，Bafakis I，Kasiakogias A，et al. The role of matrix metalloproteinases in diabetes mellitus［J］. Curr Top Med Chem，2012，12（10）：1159-1165.

［16］ Babayan R K. Wound healing and infection in surgery：the pathophysiological impact of smoking，smoking cessation，and nicotine replacement therapy：a systematic review［J］. J Urol，2012，188（6）：2243-2244.

［17］ Sassoon A，Riehl J，Rich A，et al. Muscle viability revisited：Are we removing normal muscle? A critical evaluation of dogmatic debridement［J］. J Orthop Trauma，2016，30（1）：17-21.

［18］ Sorg H，Tilkorn D J，Hager S，et al. Skin wound healing：an update on the current knowledge and concepts［J］. Eur Surg Res，2017，58（1-2）：81-94.

第三章
创面治疗技术

第一节　创面治疗原则

一、慢性创面治疗原则

慢性创面的形成机制错综复杂，单一治疗手段已经不能完全适用于临床，这提醒我们既要重视局部创面治疗，同时又要重视造成创面的原发疾病治疗。2000 年，法兰加提出了创面床准备的概念，即消除或改善影响创面快速愈合的全身因素和局部因素，使创面恢复或接近正常愈合过程。

慢性创面治疗原则是以创面床准备为主（详见第二章第三节）。

对于慢性创面，应先合理进行致病原因的检查、诊断和鉴别诊断，并给予病因学治疗。清创要合理，避免"过度"或"不彻底"，在处理创面的同时要注意合并症的预防。而后，应合理、及时地选择正确的创面治疗方法，完成创面床准备后及时作出继续保守治疗或手术治疗的合理选择。最后，还应注意健康教育及功能恢复训练。

二、急性创面治疗原则

大面积烧伤创面治疗是常见的急性创面治疗。评估患者对大面积烧伤的反应是治疗的开始，如在意外现场，移除热源和保持体温是急救的重要步骤。急诊室治疗大面积烧伤时，应给予内支气管插管，以维持呼吸道通畅；给予静脉导管插管，进行液体复苏，以维持循环系统的稳定；给予导尿管插管，监控每小时尿量，以确定内脏器官血流供应正常；给予鼻胃管插管，进行胃肠减压或灌食；其实，还需要置入动脉导管以监控血压，但大多数情况下动脉导管是加护病房的处置手段。治疗大面积烧伤的基本原则包括适当的液体复苏、热量补充，严谨的感控，以及尽快修复创面。

（一）尽早移除坏死组织或异物

大面积烧伤会引起全身性炎症反应，因此早期创面切除、早期植皮对烧伤面积为40%~60% 的患者有提升存活率的效果，但对烧伤面积大于70% 的患者及供皮区不足的患者而言，早期创面切除、早期植皮无法提升其存活率。烧伤面积大于70% 的创面处理方法为早期创面切除并覆盖生物敷料，以降低全身性炎症反应、稳定生命征象，再通过网状植皮、邮票植皮或微粒植皮方法来完成创面愈合。正确的烧伤深度判断是治疗大面积烧伤的重要环节，能在手术过程中准确切除坏死组织并保存活的组织，给予不足供皮区的创面自行愈合的机会是成功救治烧伤面积大于70% 的患者的基本原则。

（二）降低感染

创面是全身性感染的主要原因。创面坏死组织提供细菌繁殖的条件，细菌迅速增殖甚至发生局部或全身侵袭，创面未愈合前随时存在感染的危险。

肠道是烧伤早期感染的重要原因。肠道是细菌的大本营，在缺氧、炎症介质等因素的作用下，肠道黏膜屏障受损，导致细菌及毒素移位。

呼吸机、监护仪、静脉或动脉导管、气管插管或气管切开、尿管等医源性感染可能会引起菌血症，应注意清洁消毒。一旦发生败血症，除了给予抗生素及痰、尿液和血液的细菌培养，更换导管并做细菌培养也是必要的，且需要严格遵守换药无菌操作原则。多洗手、常清洁和适当使用抗生素可减少患者的感染率。

在明确创面感染的细菌种类、细菌耐药性及敏感性药物的情况下，医生可针对性选用抗菌药物治疗。

（三）营养与水分的补充

1. 液体复苏

第三军医大学补液公式（Third Military Medical University formula）是最广泛使用的

补液公式。计算大面积烧伤后第 1 个 24 小时补液量为：成人每 1% Ⅱ度、Ⅲ度烧伤面积，每千克体重补给胶体 0.5 mL，电解质（晶体）溶液 1 mL，另加基础水分 2000 mL。伤后 8 小时内补给估计量的一半，后 16 小时补入另一半。伤后第 2 个 24 小时补液量为：胶体和电解质（晶体）溶液为第 1 个 24 小时补液量的一半，另加基础水分 2000 mL。烧伤面积超过 50% 者仍按实际烧伤面积计算补液量。休克期后补液量为：成人每 1% Ⅱ度、Ⅲ度烧伤面积补给电解质（晶体）溶液 50 mL，另加基础水分 2000 mL，同时补给全胃肠外营养液（俗称"三升袋"）等。

2. 高热量补充

大面积烧伤患者通常需要高热量补充。采用柯雷里公式（Curreri formula）计算每天所需的热量，即 25 kcal × 体重（kg）+40 kcal × 烧伤面积（%）。当所需热量大于 2000 kcal 时，鼻胃管灌食是必要的，原因是自行经口进食不易达成每天所需的高热量，身体在热量不足的状态下会消耗脂肪、肌肉和肠道的蛋白质，导致体重减轻、免疫力下降、肠道壁变薄、肠道细菌移位（bacterial translocation from intestine），增加败血症风险。需要注意，延缓鼻饲或肠内营养会有吸收不良、腹泻、创面感染等问题。

3. 饮食调理原则

（1）饮食内容宜变化，以增加或刺激食欲。

（2）宜选择质软、易咀嚼、易消化、无刺激性的食物。

（3）烧伤患者急性期应给予高热量、高蛋白质、高维生素的食物，少量多餐。

（4）少吃油炸食物、高纤维的水果、蔬菜、粗糙的五谷类、过多的调味料、香料或冷水类饮料，以免造成饱胀感，影响食欲。

（5）饮食要均衡，三餐须正常，以促进各种营养素完全吸收。

（6）勿饮酒，不吃辛辣刺激食物，以免创面充血、发痒。若有腹胀，禁食奶类、奶制品及易胀气食物，如甘薯、洋葱、黄豆、芋头等。

三、尽早关闭创面

创面处理方法多种多样，最终目的是快速修复创面，使患者早日恢复健康并回归社会生活。

1. 保守治疗

目前临床采用的慢性创面的保守治疗手段主要包括：高压氧、局部氧疗、红外线、激光、光子疗法和体外冲击疗法等物理疗法，负压封闭引流（ventricular septal defect，VSD），生长因子疗法，京万红软膏（主要成分为地榆、当归、紫草等）等传统中医药疗法，高分子合成敷料、人造生物敷料等新型敷料，富血小板血浆（platelet rich plasma，PRP）、干细胞移植、基因治疗等生物疗法。

2. 清创手术

常见清创方法有机械清创、水刀清创、超声波清创等。需要注意：应尽可能将失活组织清除；创面水肿或不健康肉芽组织应尽早清除；窦道创面应充分暴露腔隙，彻底清除；感染创面应彻底清除感染源，并联合应用全身抗生素、加强营养支持等治疗手段。

3. 植皮和皮瓣移植

植皮和皮瓣移植是覆盖慢性创面最直接、有效的手术方式。对于溃疡面较大、外伤性皮肤缺损等慢性创面，可在创面基底组织新鲜潮红后选择刃厚皮片或中厚皮片移植；对于手部、面部、关节等功能部位的外伤或创伤，可选择大张中厚皮或全厚皮移植进行修复；对于肌腱、骨骼、神经血管等主要组织裸露、顽固性溃疡（放射性溃疡）等慢性创面，则需要采用皮瓣移植术进行修复。

（罗佳、游月梅、李海胜）

第二节　创面处理技术

一、水疗

（一）概述

水疗需要遵医嘱并由护理师或专业技术人员以无菌技术执行，以减轻创面更换敷料时的疼痛，去除焦痂及残余药物，依据热传导原理降低体温，促进皮肤表层的血液循环，维持关节最大活动度。

（二）操作流程

1. 操作人员准备

洗手并穿戴隔离衣、帽子、口罩。

2. 水疗介绍

向患者解释执行水疗的目的及过程。

3. 水疗前检查

（1）整理患者身上的侵入性管路，并贴上透明敷贴。

（2）调整静脉输液速度并保持通畅，维持导尿系统的密闭性并适当固定。

（3）测量患者的生命体征。

（4）遵医嘱提供止痛药物。

4. 水疗环境准备

（1）调整水疗室室温至 28 ℃左右。

（2）做好保暖措施，准备 1~2 台烤灯。

（3）开启冷热水紫外线杀菌供水系统。

（4）清洁消毒淋浴床。

（5）检查水疗系统冷热花洒控制是否正常，并调整水温。

5. 运送患者至水疗室

（1）将水疗床推至患者床旁，铺好可弃式无菌塑料水疗单。

（2）协助患者移向水疗床并防止管路滑脱。

（3）运送患者至水疗室。

6. 水疗程序

（1）更换无菌手套。

（2）先清洁未受伤的皮肤，再清洗创面。

（3）调整水温，避免直接冲洗创面。

（4）清洁创面。

（5）协助或指导患者执行主动或被动的肢体关节运动。

（6）视需要补充液体。

（7）用无菌中单拭干患者身体和水疗床面（或水疗手推床床面），注意保暖。

（8）关闭冷热水紫外线杀菌供水系统。

（9）协助医师换药。

（10）送患者返回病房，并协助其移向病床。

（11）整理各项管路，保持通畅。

（12）协助患者取舒适卧位。

7. 整理用物

（1）用 0.1% 含氯制剂清洁水疗设备和地面。

（2）丢弃污染的敷料和塑料水疗单并即刻清除。

（3）补充水疗室各类消耗用物。

（4）洗手。

8. 护理记录

记录患者的生命体征、体重、水疗反应、创面进展状况。

（三）注意事项

（1）操作人员须穿戴无菌隔离衣、口罩、帽子、手套，每次为患者水疗前须洗手并重新更换全套防护用品，以减少交叉感染。

（2）大面积烧伤患者在进行水疗时，需要注意保暖，并尽快完成，以减少体热丧失。

（3）水疗过程中，如患者身体不适，视状况并遵医嘱提供氧气或吸痰。

（高淑芬、陈华玲、黎宁）

二、清创

（一）概述

清创是指从急性或慢性创面移除坏死组织、异物和感染细菌，直至周围健康组织暴露出来。积极扩创会使慢性创面转变为急性创面，促进创面愈合，具体效果如下。

（1）移除坏死组织、异物和感染细菌。

（2）增进创面血液循环。

（3）促进创面肉芽组织生长。

（4）引流感染处的脓性分泌物。

（二）清创的种类

1. 自体清创

自体清创是利用患者自身的白细胞去破坏创面床的坏死组织。能使创面保持湿性环境的敷料具有促进患者自体清创的能力。水凝胶（hydrogel）可提供创面床所需的体液，使用初期创面床会非常硬、干、黑，之后则变软、变湿。水胶体（hydrocolloid）用于少量渗液的创面床，可以软化并湿化焦痂组织。自体清创的优点是不会破坏正常组织，安全性高，有效且容易操作；缺点是时效性较慢，需要观察有无感染变化，有时会引发厌氧菌感染或浸润周围皮肤，更换敷料时可能会有臭味。

2. 化学性清创

化学性清创是指用化学制剂或酶素溶解坏死组织，促使其及早脱落。目前临床上使用的化学性清创制剂有两种，一种含木瓜素及尿素，另一种含胶原蛋白分解酶素。化学性清创的优点是只溶解死痂皮，不会破坏活的组织，治疗过程不会造成创面明显出血；缺点是治疗费用昂贵，需医师处方，有创面感染的风险，有时会有发炎症状和不适感，易对正常组织产生刺激作用。

3. 机械性清创

机械性清创常用的方法有冲洗法、湿纱浸泡法、机械性洗刷，适用于有中量坏死组织或腐肉的创面，不适用于有肉芽组织生长或上皮化的创面。机械性清创的优点是费用低，取材容易，有效且容易操作；缺点是清创不彻底，清除坏死组织的同时容易伤害到健康的肉芽组织或上皮组织，引起组织的继发损害，较耗费时间，容易造成创面边缘的浸润。

4. 外科清创

外科清创是指移除不健康组织直到出现健康出血性组织，移除肉眼可见的污染及异物，减少患者的疼痛感受，降低对组织的伤害。一般适用于存在大范围的痂皮及坏死组织的伤口。外科清创包括外科手术方式清创和保守的外科清创两类。外科手术方式清创较为彻底且迅速，但损伤较大，需要在手术室由外科医生执行。保守的外科清创是局部剪裁或刮除坏死组织，损伤小，但不彻底，通常需要分多次进行，可在换药室操作。有出血倾向、服用抗凝血药物、组织灌注不足、免疫功能低下、全身情况差的患者不宜选择外科清创。外科清创的优点是快速移除坏死组织，缩短创面愈合时间；缺点是具有侵犯性，容易出血及造成疼痛感。

5. 生物性清创

生物性清创是指利用实验室培养出无菌的蝇蛆进行创面坏死组织清创。将无菌培养的幼蛆虫放在创面表面，盖上湿生理盐水方纱，外层覆盖密闭性敷料，每2~3天更换1次，直到坏死组织被清除干净。创面接近身体体腔、内脏器官或大血管及心理上无法接受者禁用。生物性清创的优点是快速有效，可减少创面细菌数量，促进创面愈合，无过敏、毒性的报道；缺点是取材困难，费用高昂，且受传统观念限制，不易被患者接受。该清创方法目前在部分国家和地区仍不被采用。

临床工作中，应根据患者的全身情况、创面坏死组织情况和局部血液循环情况等，灵活选择一种或两种清创方式协同进行。此外，还需要考虑造成创面的原因、感染程度、疼痛程度、渗液的性质和量，以及所在医院的条件、可利用技术、可利用资源，如敷料的种类、成本费用、患者的经济能力等。

（高淑芬、刘春梅、黎宁）

三、暴露治疗

（一）概述

暴露治疗是指将创面直接暴露在空气中。烧伤早期，创面潮湿为细菌生长繁殖提供了良好条件，将创面彻底暴露且不使用敷料可为创面创造一个干燥、不利于细菌生长繁殖的环境，促使渗液及坏死物质干燥成痂，可以预防或控制感染，暂时保护创面。适用于深 II 度以上的烧伤创面，不易包扎的头面部、颈部、躯干、臀部及会阴部烧伤，大面积烧伤，污染严重的创面（尤其铜绿假单胞菌、霉菌感染）。

优点：在充分暴露的情况下，创面易干燥成痂，防止感染，有利于全身性感染的控制。

缺点：创面外露易受交叉感染，所以要求无菌环境。

（二）目的

暴露治疗的目的是使创面暴露于空气中，创面渗液蒸发，迅速干燥，与坏死组织逐步形成一层干痂，有利于防止感染，可暂时起到保护创面的作用。

（三）注意事项

（1）病房室温保持在 28~32 ℃，相对湿度保持在 40%~50%。

（2）病房做好消毒隔离工作。医护人员注意手卫生，接触创面物品应无菌，一切操作按接触隔离进行，床距最好在 1.5 m 以上，严防交叉感染。

（3）大面积烧伤者，应行保护性隔离，减少人员流动，控制探视。

（4）充分暴露创面，定时翻身。特大面积烧伤者可使用翻身床。颈部烧伤者，采取头过伸位。腋部或会阴部烧伤者，四肢充分外展，做好大小便护理，保持清洁、干燥。

（5）保持痂皮或焦痂的干燥、完整，勿使其裂开，以免增加感染机会。

（孙林利、刘春梅、黎宁）

四、渗液管理

创面渗液评估包括量、颜色和气味，量一般分为干燥、少量、中量、大量，颜色分为红、黄、黑。如渗液的颜色或黏稠度改变，多为感染的前兆。形容创面时可使用单一颜色或同时合并有两种或三种颜色。红色创面（red wound）代表干净健康的肉芽组织，创面往往有着明确的边界，并且有肉芽组织增生及表皮生长，此种创面常见于创面愈合过程中的增生期和皮肤移植的供皮区。黄色创面（yellow wound）代表伤口出现渗液，颜色可以从象牙色到淡黄色，如果创面被铜绿假单胞菌感染则会变为黄绿色且带有明显的臭味。黄色创面的特征是会一直分泌液体，甚至化脓，有坏死组织且呈液体或半液体状态。黑色创面（black wound）的颜色可以从棕色到灰黑色，创面覆盖着焦痂及厚厚一层坏死组织。

渗液的量如果是干燥，表示没有渗液；少量是指 24 小时渗液量小于 5 mL，或纱布敷料每天仅更换 1 次；中量是指 24 小时渗液量为 5~10 mL，或纱布敷料每天更换 2~3 次；大量是指 24 小时渗液量大于 10 mL，或纱布敷料每天更换 3 次以上。浆液性渗液外观清澈，含有血清，起因是细胞膜或血管破裂，呈现干稻草的色泽。浆液血液混合性渗液是被血液染色的液体，浆液与血液混合，外观呈现红色或粉红色，显微镜下可看见红细胞清澈组织液。脓性渗液带有异味，表示创面有感染，显微镜下可看到白细胞以及活着或死去的微生物，脓液外观会随着不同微生物感染而出现不同的颜色，如黄色、褐色、绿色等，当外观呈现绿色表示可能有铜绿假单胞菌感染；如果创面有出血，脓液可能呈现红色。

创面渗液与敷料的关系如表 3-2-1 所示。

表 3-2-1　创面渗液与敷料的关系

创面类型	创面表现	现有敷料表现	敷料选择
创面干涸	揭除敷料时，创面表面干涸	内敷料没有浸渍	①选择提供水分的保湿敷料，如水凝胶；②减少现有敷料的更换频次
创面湿润 / 潮湿	揭除敷料时，创面表面湿润	内敷料有少量浸渍，但没有渗透至外敷料	现有敷料的使用及更换频次恰当
饱和	揭除敷料时，可见创面表面有大量渗液，创周可伴有浸润	内敷料完全湿透，渗透至外敷料	①增加现有敷料的更换频次；②更换吸水性强的内 / 外敷料
渗漏	揭除敷料时，可见创面表面有大量渗液，创周可伴有浸润	内外敷料完全湿透，甚至渗透至患者衣物等	①增加现有敷料的更换频次；②更换吸水性强的内 / 外敷料；③评估引起创面大量渗液的原因并更换现有创面处理方法

（高淑芬、谢肖霞、黎宁）

五、加压治疗

（一）目的

加压治疗是从外部给予肢体持续且均匀的压力，可以减轻组织肿胀，改善水肿，减少四肢充血感，使瘢痕内胶原纤维的生长和排列较为正常，促进瘢痕的成熟。

（二）压力衣的穿戴原则

（1）由远端穿到近端，如上肢先穿手套再穿袖套，下肢先穿脚套再穿裤子。

（2）穿戴后若有不适，如手脚麻痹、肿胀、疼痛、异常瘙痒、红疹、破皮、水疱等，应立即停止穿戴，并尽快就医，切勿擅自处理。

（3）定期追踪检查，评估压力衣的压力是否需要调整，建议每 1~2 个月检查 1 次。

（4）穿戴时间视瘢痕状况决定，通常需要 1~2 年，建议全天穿戴。

（5）洗澡、创面护理或接受其他治疗时，可暂时将压力衣脱去，脱下时间不超过 1 小时。另外，吃饭时需要将头套取下，以免头套沾到油渍，影响布料弹性。

（6）对于发育中的幼童，长期穿着压力衣可能会影响发育，应间歇性穿戴，并依据发育状况适度修改或重新定制。

（7）要想达到良好的瘢痕控制效果，需要正确使用压力衣并配合康复训练。

（三）居家护理指导

（1）深Ⅱ度、Ⅲ度的创面愈合后，必须穿戴特制的压力衣做局部压迫，预防瘢痕增生挛缩。

（2）压力衣的穿戴时间可先从几个小时开始，再逐渐延长，最好能在穿戴压力衣1周内过渡至全天穿戴，包括吃饭、睡觉，仅洗澡时取下。

（3）压力衣应持续穿戴6个月以上（通常1~2年），直到瘢痕柔软成熟，颜色转淡，经医生诊治不用穿戴为止。

（4）第一次穿压力衣时，穿戴1周后复检，之后每个月定期追踪复检。

（5）压力衣最好定制两套，以便换洗。应冷水手洗并阴干，可使用冷洗精或中性肥皂，避免机洗、晒干或用漂白粉清洗，容易造成弹性疲乏。

（6）天气热时，冷气及通风可协助改善穿戴不适感。若皮肤瘙痒，应对症处理。

（7）穿戴压力衣时，需要注意手指、足趾末端的血液循环，可观察肢体颜色是否苍白、温度是否冰冷、感觉是否麻木等；休息时，宜使用小枕头将肢体抬高，防止水肿；如创面有扩大现象或发炎、化脓，应暂停穿戴压力衣。

（8）穿戴压力衣时，关节处可能不够服贴，可使用硅胶片以增强穿戴效果。硅胶片需要每天用温水清洗并晾干，避免产生异味。

（高淑芬、陈华玲、黎宁）

六、负压创面治疗

负压创面治疗（negative pressure wound therapy，NPWT）可增强引流效果，减少创面处的细菌，提供湿润性创面床，防止感染。慢性创面难以愈合的主要原因是缺少炎症反应，缺乏内源性生长因子的释放。负压创面治疗运用封闭负压技术，可迅速增强创面的炎症反应，而这种炎症反应可减少创面细菌数，从而减轻继发坏死。适应证包括慢性创面（如压力性损伤、下肢溃疡）和缺损较大的急性创面。

（一）促进创面愈合的机制

（1）拉近创面表面的边缘。

（2）降低感染：移除感染物质，密闭空间可隔离细菌，微酸环境可增加吞噬细胞活性。

（3）移除过多的渗液，减轻水肿。

（4）促进血流，填充局部缺血。

（5）创造相对湿润但不潮湿的环境。

（6）加强创面血液循环，促进肉芽组织生长。

（7）减轻创面组织水肿。

（8）创造封闭负压环境，防止细菌侵入。

（9）负压引起的机械应力可促进细胞增殖、组织修复。

（二）操作流程

（1）清洁创面：用无菌生理盐水清洁创面，观察周围皮肤完整性，如图 3-2-1 所示。

（2）准备敷料：测量创面大小，以无菌方式修剪海绵须，将其与创面底部及周围侧边接触，置放于创面，如图 3-2-2 所示。

（3）覆盖第一层敷料（密封）：用透明保护膜覆盖，注意密封，以形成良好的密闭抽吸系统，如图 3-2-3 所示。

（4）移除第一层背面透明敷料：顺着第一层背面透明膜，以轻柔方式移除第一层背面透明敷料，如图 3-2-4 所示。

（5）创面中间剪小洞：以无菌方式在密闭敷料中间剪一个小洞，如图 3-2-5 所示。

（6）连接圆形抽吸贴膜：取出圆形抽吸膜，温柔地将其贴在创面小洞中央，如图 3-2-6 所示。

（7）连接抽吸管：将创面管路与机器管路相连接，如图 3-2-7 所示。

（8）设定模式及抽吸压力：遵医嘱设定模式及抽吸压力，如图 3-2-8 所示。

（9）观察抽吸引流系统：观察抽吸引流系统、透明引流液收集盒及敷料密封情况，如图 3-2-9 所示。

（10）创面包扎及管路固定：用棉垫包扎创面，固定引流管管路，防止管路脱落，如图 3-2-10 所示。

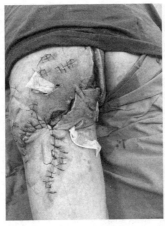

图 3-2-1 清洁创面

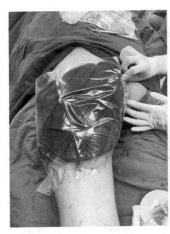

图 3-2-3 覆盖第一层敷料（密封）

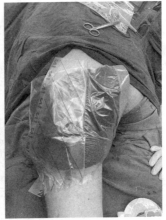

图 3-2-4 移除第一层背面透明敷料

图 3-2-2 准备敷料

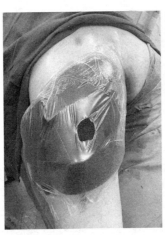

图 3-2-5 创面中间剪小洞

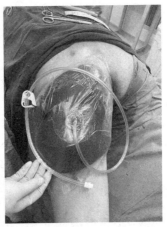

图 3-2-6 连接圆形抽吸贴膜

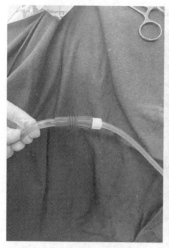
图 3-2-7　连接抽吸管

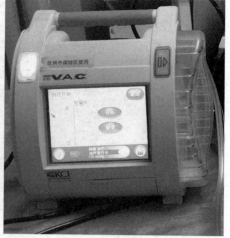
图 3-2-8　设定模式及抽吸压力

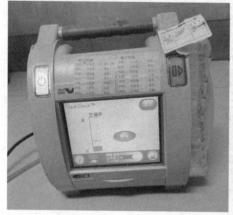
图 3-2-9　观察抽吸引流系统

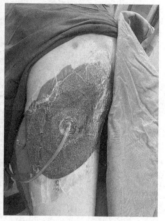
图 3-2-10　创面包扎及管路固定

（程霞、杨磊、李海胜）

七、富血小板血浆

（一）概述

富血小板血浆（platelet rich plasma，PRP）是通过自体全血离心得到的含高浓度血小板的血浆，能使固定浓度的血小板快速产生大量生长因子，弥补创面生长因子的不足，快速启动创面修复机制。优点包括：免疫排斥性低；高浓度的生长因子具有协同作用，可以持续促进组织修复；含有的大量纤维蛋白是修复细胞良好的支架，可以收缩创面，促进凝血作用以抗炎症反应，刺激软组织再生，防止感染；制作成本较低，减轻医疗负担。PRP 的血小板计数（platelet count，PLT）是自身全血 PLT 的 3~5 倍。当 PRP 的 PLT 达到 1000×10^9/L~1500×10^9/L 时，促进血管内皮细胞增殖的效果最好。

适应证：急性或慢性难愈合创面，如软组织创面、骨折、骨缺损、骨髓炎等。

禁忌证：血液性疾病，如血小板功能障碍、严重贫血、血源性感染等。

（二）促进创面愈合的机制

（1）PRP 释放大量细胞生长因子、趋化因子、细胞黏附分子、纤维蛋白原和其他凝血因子持续附着于创面，促进组织修复和创面愈合。

（2）PRP 含有大量纤维蛋白和其他凝血因子，为创面修复提供纤维蛋白支架，减少渗液，收缩创面。

（3）PRP 含有大量白细胞和单核细胞，防止创面感染，增强机体及创面抑菌和抗感染能力，对内可抑制并减少创面病原菌的生成，对外则能够有效阻挡外来病原菌的入侵和感染。

（4）PRP 可促进血管生成和成纤维细胞增殖，减轻瘢痕增生。

（三）制备方法

术前检查血常规、血生化各项指标，排除禁忌证。PRP 的制备方法主要分为以下两大类。

1. 离心机制备 PRP

（1）创面清创：用碘伏消毒创面及创周，用无菌生理盐水清洁创面，再进行清创，如图 3-2-11 所示。

（2）抽血：用预先装有 5 mL 复方枸橼酸钠抗凝剂的 50 mL 注射器从患者外周静脉抽取 45 mL 血液，摇匀，将血液注入离心管中，如图 3-2-12、图 3-2-13 所示。

（3）一次离心：将离心管放入离心机，用 Landesberg 法以 546 r/min 的速度离心 10 分钟，这时离心管里的全血分为 3 层，最上层是血浆上清液，最下层是红细胞，两层中间部可见一层薄的浅黄色层，即 PRP 层，如图 3-2-14、图 3-2-15 所示。用 20 mL 注射器从离心管中间的吸管里抽取最下层红细胞层至分界面下 3~5 mm，弃之。

（4）二次离心：将离心管余下部分摇匀后再次放入离心机，以 546 r/min 的速度离心 10 分钟。离心完毕后，用 20 mL 注射器结合吸管从离心管盖上右侧孔里贴近液面从上至下抽取约 3/4 上清液，弃之，离心管里剩下的即 PRP，如图 3-2-16 所示。

（5）抽取 PRP：用 10 mL 注射器从离心管盖上中间孔抽取 PRP，一般情况下可获得约 5 mL，如图 3-2-17 所示。

（6）将 PRP 与凝血酶空针一起安装：抽取用生理盐水稀释的凝血酶，然后将 PRP 与凝血酶空针一起安装，如图 3-2-18 所示。

（7）注入创面：将获得的 PRP 经窦道口注入创面，以 PRP 平窦道口为止，如图 3-2-19 所示。

（8）包扎：用无菌透明膜覆盖创面，操作完成，如图 3-2-20 所示。

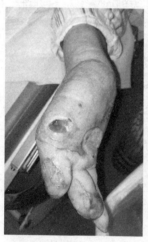
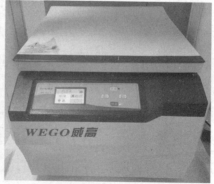

图 3-2-11　创面清创　　　　图 3-2-12　抽血

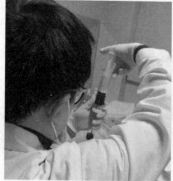
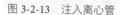

图 3-2-13　注入离心管　　　　图 3-2-14　进行离心

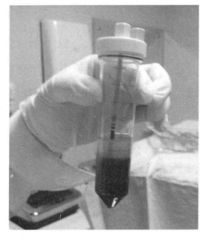 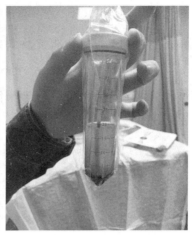

图 3-2-15 一次离心 　　　　　图 3-2-16 二次离心

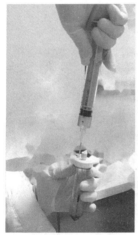 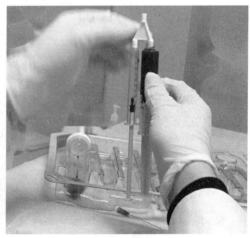

图 3-2-17 抽取 PRP 　　　图 3-2-18 将 PRP 与凝血酶空针一起安装

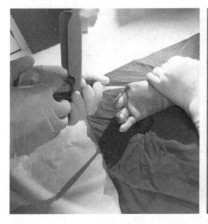 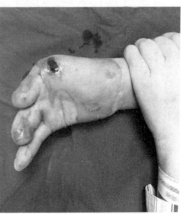

图 3-2-19 注入创面 　　　　图 3-2-20 包扎

2. 血液采集装置制备 PRP

（1）使用全自动血细胞分离机及全自动血液分析仪采集血小板，采集速度为 50~80 mL/min，回输速度为 50~80 mL/min，抗凝剂与全血比例为 1 ： 10~1 ： 12，血小板采集系数可根据患者采集前的血小板计数设为 75~80，血小板采集容量按照收集量设置。

（2）将采集好的 PRP 根据创面用量分为 1~5 份，1 份当天使用，其余可采用特殊冷冻技术保存，备后期使用。

（四）使用方法及疗效

根据临床需要，PRP 可以是液态，用于注射；也可以经凝血酶激活形成凝胶状，用于覆盖创面、填塞缺损创面。

PRP 的使用方法如图 3-2-21—图 3-2-28 所示。

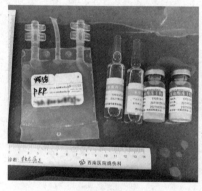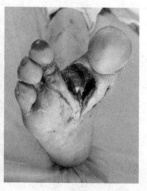

图 3-2-21 PRP 和药品准备　　图 3-2-22 创面清创

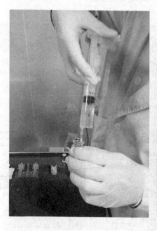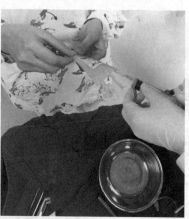

图 3-2-23 用钙剂溶解凝血　图 3-2-24 注入钙 - 凝血酶溶液
酶粉

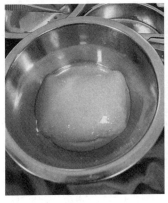 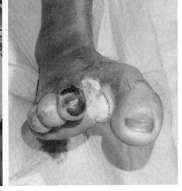

图 3-2-25 静置成凝胶状　　　图 3-2-26 覆盖创面

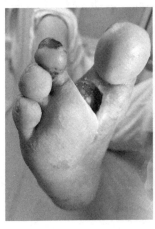 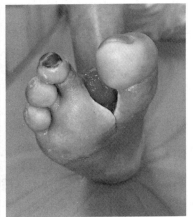

图 3-2-27 使用 PRP 一周　　　图 3-2-28 使用 PRP 两周

（1）准备好 PRP、凝血酶粉、钙剂。

（2）创面彻底清创。

（3）将配置好的钙剂、凝血酶粉（1∶10）置于注射器中，形成钙 - 凝血酶溶液。

（4）将 PRP、钙 - 凝血酶溶液静置，直至成为凝胶；或将钙 - 凝血酶溶液注入 PRP 血袋中，静置直至成为凝胶，将凝胶覆盖于创面。

（5）覆盖凝胶的创面外可使用无菌敷料覆盖包扎。

（五）注意事项

（1）清创后应彻底冲洗创面，保证创面清洁，避免感染。

（2）如为窦道创面，应尽量将窦道内的肉芽、坏死组织、分泌物清除干净。

（3）如为平整创面，且基底无明显腔隙、窦道，应将 PRP 与钙 - 凝血酶溶液注入容器内，7~10 分钟后形成凝胶，再将凝胶覆盖于创面。

（4）如创面存在窦道及腔隙，应将 PRP 与钙 - 凝血酶溶液同时注入窦道及腔隙内，等待 7~10 分钟，使其在窦道内形成凝胶。

（程霞、夏爱爱、李海胜）

八、包扎固定

（一）概述

护理人员应注意观察包扎肢端末梢的血液循环、运动、感觉及皮肤颜色，并于出院前提供正确的包扎指导。包扎时可固定敷料或加压止血，促进静脉血液回流，预防或减轻局部肿胀。

（二）操作流程

（1）露出包扎部位。

（2）将弹性绷带一端斜置于包扎部位的远心端。

（3）将弹性绷带环形包扎一圈，然后将露出的斜角折下，再环形包扎 2~3 圈。

（4）执行包扎，每一圈以覆盖前一圈 2/3 为原则。

（5）包扎完毕予以妥善固定。

（6）告知患者如感到绷带太松或太紧，或患肢感觉刺痛、发麻、发白、发紫等，立刻通知医护人员处理。

（三）注意事项

（1）如果一卷绷带不够用，第二卷应紧接上一卷末端，重复缠绕一圈，再继续包扎。

（2）固定处应避免摩擦皮肤，避开创面。

（3）包扎完毕后不可在以下部位打结：骨突出处，关节处，创面或发炎区，肢体内侧，易摩擦或易受压处。

（戴小华、夏爱爱、李海胜）

九、皮肤植皮术和皮瓣移植术

（一）皮肤植皮术

1. 目的

皮肤植皮术是通过外科手术取下患者自身的皮肤，将其移植在皮肤缺损处，以恢复皮肤完整。优点是可防止体液流失，减少感染，减少瘢痕挛缩、关节变形，美化外观，加速创面愈合，缩短住院天数。

2. 适应证

（1）暂时性植皮手术。

①烧伤患者无法自体供皮移植到创面上时，可暂以同类或异类植皮覆盖创面，待自身皮肤足够时再行自体植皮手术。目前使用较广的有猪皮、尸体皮肤、人类羊膜以及合成敷料。

②对于骨折感染或溃疡的创面，因怀疑创面的接受能力，先予植皮，待创面愈合、炎症消退、瘢痕变软后，再行重建手术。

③凡病灶切除后未能确定是否复发时，暂行植皮使创面痊愈，确认无复发现象，必要时再实行重建手术。

（2）永久性植皮手术。

①表浅性外伤：丧失部分皮肤或软组织无法以缝合法关闭者。

②良性或恶性病灶切除后创面无法缝合且无须使用皮瓣关闭者。

③烧伤创面治疗。

3. 分类

（1）按照皮肤来源，皮肤移植可分为自体皮肤移植、同种异体皮肤移植、异种异体皮肤移植。

①自体皮肤移植：皮肤来源于患者自身，移植后无排斥反应，可永久存活。

②同种异体皮肤移植：包括遗体捐赠者的皮肤、活体捐赠者的皮肤。常于移植后10~14天发生排斥反应（同卵孪生个体间无排斥，可永久存活）。一旦发生排斥反应，应尽早移除移植的皮肤，避免产生严重感染。

③异种异体皮肤移植：指不同种属、不同个体间的皮肤移植，常见移植来源有猪、牛、狗等，以猪皮较常见。通常移植后8~9天开始发生浸润坏死。

（2）皮片按照厚度常分为刃厚皮片、中厚皮片、全厚皮片。

①刃厚皮片：包括表皮层及少量真皮，厚度为 0.15~0.25 mm，供皮区愈合后无瘢痕增生。

②中厚皮片：包括表皮和真皮的 1/2 或 1/3，薄中厚皮片厚度为 0.375~0.45 mm，厚中厚皮片厚度为 0.5~0.6 mm。

③全厚皮片：包括表皮和真皮的全层，供皮区一般是直接缝合，其厚度因个体和部位的不同而异。

（3）皮片按照大小常分为邮票状皮片、网状皮片、大张皮片、微粒皮。

4. 植皮的生理变化

（1）植皮之初，植皮块与补皮区以纤维蛋白互相黏结，植皮块的养分是从受皮区的血浆扩散而来。

（2）植皮后 24~48 小时，植皮块的微血管与受皮区的微血管互相接通，植皮块从血流中获得养分，此时植皮块颜色由白转红。

（3）植皮后 4~5 天，补皮区的微血管向上伸入植皮块，并有许多纤维芽细胞向上植入，使植皮块与补皮区黏合更加牢固；之后植皮块原先的微血管会慢慢萎缩退化，终为新生血管所取代，大约需要 1 周时间。在此期间，任意移动患处会影响微血管的连接，进而造成植皮区坏死。

5. 供皮区的选择标准

（1）颜色和补皮区相近。

（2）配合构造和毛发生长的特质。

（3）全厚皮移植不会危及取皮区本身的愈合。

（4）考虑取皮区的美观，应选择较隐秘处。

（二）皮瓣移植术

1. 概述

皮瓣由皮肤的全层（表皮和真皮）及真皮皮下血管网组织两个部分组成，必要时可包括深筋膜。

2. 分类

皮瓣一般分为带蒂皮瓣和游离皮瓣。

3. 适应证

（1）血管、神经、肌腱、骨关节等深部组织外露。

（2）经久不愈的慢性创面，如放射性溃疡。

（3）骨骼、关节部位深部瘢痕挛缩。

（4）深度软组织缺损创面，如压力性损伤。

（三）术后注意事项

（1）常规使用抗生素和镇静止痛药物，注意补充营养。

（2）植皮区应抬高并制动，保持血液回流通畅，防止水肿。

（3）为防止皮片下血肿形成，结合病情，可使用凝血药物。

（4）应观察术肢端血运以及术区和供皮区敷料渗液、渗血情况，如有异常及时报告经管医师进行处理。

（5）术后除注意患者全身情况外，还需要密切观察皮瓣血供情况并预防感染。

（6）皮瓣术后可常规给予补充血容量、保温、止痛、抗凝等措施，改善微循环。

（7）术后注意观察动静脉危象，及时报告经管医师进行对症处理。

（8）带蒂皮瓣断蒂前有必要进行皮瓣血供训练与评估。

（9）自身免疫性疾病、糖尿病、血供障碍、血液病、肿瘤、放射性等因素可影响植皮成活率。术前应充分评估手术风险，并向患者及其家属详细交代病情。

（程霞、刘春梅、李海胜）

参考文献

［1］　胡爱玲，郑美春，李伟娟 . 现代伤口与肠造口临床护理实践［M］. 北京：中国协和医科大学出版社，2010.

［2］　杨宗城，汪仕良，周一平 . 实用烧伤外科手册［M］. 北京：人民军医出版社，2008.

［3］　王怡婷，黄丽娟，蔡新中，等 . 负压伤口治疗模式成功改善复杂糖尿病足溃疡 - 个案报告［J］.

医学与健康期刊，2013，2（2）：89-93.

［4］ 许世祥，卢文俊，吴坤佶 . 以真空吸引辅助伤口闭合系统用於骨科复杂性伤口的处置［J］. 慈济医学杂志，2006，18（3_S）：43-50.

［5］ 陈淑卿，黄维超，陈春兰，等 . 真空抽吸癒合器於伤口照护之应用［J］. 长庚护理，2003，14（2）：151-157.

［6］ 郝岱峰，冯光 . 创面修复外科住院医师手册［M］：北京：金盾出版社，2015.

［7］ 付丹妹，孙诚，陈建民，等 . 负压创面治疗联合富血小板血浆治疗慢性难愈性创面的研究进展［J］. 医学研究生学报，2022，35（2）：196-201.

［8］ 单桂秋，施琳颖，李艳辉，等 . 自体富血小板血浆制备技术专家共识［J］. 中国输血杂志，2021，34（7）：677-683.

［9］ 易中梅，张彬，陆华 . 自体富血小板血浆治疗多种创面的临床效果比对分析［J］. 中国输血杂志，2020，33（12）：1257-1261.

［10］ 易中梅，周渝萌，李晨晨，等 . 1例自体 PRP 对股骨内侧难愈合性创面的修复效果报道［J］. 检验医学与临床，2019，16（5）：717-718.

［11］ 陈健民，陈立安，陈梓锋，等 . 富血小板血浆修复慢性难愈合伤口的应用［J］. 岭南现代临床外科，2013，13（3）：210-213.

［12］ 王双义，李宁毅，王玉民，等 . 富血小板血浆促进软组织损伤修复的实验研究［J］. 现代口腔医学杂志，2010，24（4）：268-272.

［13］ 简淑真，谢佩琳，林玉惠，等 . 实用基本护理学下册［M］. 8 版 . 中国台湾：华杏，2018.

［14］ Sports Safety Japan. 一卷绷带复健包扎法［M］. 林晓晶，译 . 中国台湾：朵琳，2016.

［15］ 宋潇逸，程亮 . 分析外治法在慢性创面愈合中的应用［J］. 世界复合医学，2021，7（11）：190-194.

［16］ 廖文强，詹剑华，罗锦花，等 . 慢性创面临床防治的现状与思考［J］. 实用临床医学，2021，22（2）：83-89.

［17］ 苏龙辉，范少勇，双峰 . 慢性创面的治疗进展［J］. 实用中西医结合临床，2020，20（14）：156-159.

［18］ 路遥，杨润功，朱加亮 . 慢性创面清创技术的研究进展［J］. 中国修复重建外科杂志，2018，32（8）：1096-1101.

［19］ 王国旗，唐佩福 . 慢性创面的治疗进展［J］. 解放军医学院学报，2018，39（5）：444-446，450.

［20］ 余墨声，朱占永，赵月强，等 . 慢性创面的临床治疗进展［J］. 临床外科杂志，2016，24（3）：165-167.

［21］ Peeters Y，Vandervelden S，Wise R，et al. An overview on fluid resuscitation and resuscitation endpoints in burns：past，present and future. Part 1 - historical background，resuscitation fluid and adjunctive treatment［J］. Anaesthesiol Intensive Ther，2015，47（Spec）：S6-S14.

[22] Mendonça M N, Gragnani A, Masako F L. Burns, metabolism and nutritional requirements [J]. Nutr Hosp, 2011, 26（4）: 692-700.

[23] Bahadorfar M. A study of hydrotherapy and its health benefits [J]. International Journal of Research, 2014, 1（8）: 294-305.

[24] Burns-Nader S, Joe L, Pinion K. Computer tablet distraction reduces pain and anxiety in pediatric burn patients undergoing hydrotherapy: a randomized trial [J]. Burns, 2017, 43（6）: 1203-1211.

[25] Calum H, Høiby N, Moser C. Burn mouse models [J]. Methods Mol Biol, 2014, 1149: 793-802.

[26] Langschmidt J, Caine P L, Wearn C M, et al. Hydrotherapy in burn care: a survey of hydrotherapy practices in the UK and Ireland and literature review [J]. Burns, 2014, 40（5）: 860-864.

[27] Asculai E, Geblinger D, Kleyman M, et al. Debriding composition for treating wounds: US16072955 [P]. 2019-01-31.

[28] Hussein A E, Adnan S S. Effect of collagenase ointment versus moist exposed burn ointment on healing of full-thickness burns in mice by removing of necrotic tissue [J]. Dermatol Ther, 2019, 32（1）: e12769.

[29] Shi L, Jovanovic A, Aust D. Enzymatic wound debriding compositions with enhanced enzymatic activity: US16717185 [P]. 2020-04-30.

[30] Dowsett C. Exudate management: a patient-centred approach [J]. J Wound Care, 2008, 17（6）: 249-252.

[31] Li W Y. Wound repair and regeneration [J]. Wound Repair & Regeneration, 2003, 11（6）: 5A-8A.

[32] Vowden K, Vowden P. Understanding exudate management and the role of exudate in the healing process [J]. Br J Community Nurs, 2003, 8（11 Suppl）: 4-13.

[33] Huang C, Leavitt T, Bayer L R, et al. Effect of negative pressure wound therapy on wound healing [J]. Curr Probl Surg, 2014, 51（7）: 301-331.

[34] Patricia A P, Anne G P, Patricia S, et al. Fundamentals of nursing [M]. 9th ed. St. Louis: Mosby, 2016.

[35] Anne G P, Patricia A P. Nursing interventions & clinical skills [M]. 7th ed. St. Louis: Mosby, 2019.

第四章
创面管理策略

第一节　急性创面

一、烧伤创面

（一）概述

烧伤是一种常见伤，指热力（如火焰、热金属及热液、蒸气等）造成的皮肤及其他组织的损伤。广义的烧伤也包括烫伤，即热液造成的损伤。虽然二者的病理生理与处理原则相似，但烫伤时受伤组织含水量较烧伤高，早期创面潮湿而易繁殖细菌，故易发生早期感染。此外，一些由化学、物理因素所致的组织损伤的病理变化及临床过程与烧伤相似，这类损伤的临床表现及治疗处理往往有其特点，属于特殊原因烧伤，如电烧伤、化学烧伤、放射性烧伤、微波烧伤、瓦斯烧伤、热压烧伤、低温烧伤等。

（二）致伤原因

1. 热力烧伤

烧伤与其他创伤一样，平时或战时都多见。在平时，大部分烧伤发生于日常生活中，如汤粥、沸水、沸油引起的烫伤，常见于小孩；也有发生于工农业生产过程中的意外事故，如失火、易燃物品着火或爆炸、熔化的金属（铁水、钢水等）引起的烧伤等，均为热力烧伤。电火花致衣服着火或高温电弧引起的烧伤也属于热力烧伤。

2. 电击伤（电接触烧伤）

当人体接触电源（触电）后，电流通过人体会造成人体表面、深层组织和内脏等一系列的损害，其严重程度取决于电压强度、电流种类、电流径路、接触电阻和接触时间。由于电流的强烈刺激，早期患者可出现昏迷、呼吸暂停或心搏骤停等电休克症状，需要及时进行现场抢救。其病理特点为深部组织的破坏及血管内膜的损伤，可有一个或数个入口和出口，局部皮肤碳化，大片组织坏死，可导致心血管、呼吸系统和内脏的损害。电击伤伴有高温电弧闪光或电火花烧伤者，受伤部位周围会伴有广泛的热力烧伤。

3. 化学烧伤

（1）酸烧伤：能致烧伤的酸种类甚多，常见的有盐酸、硫酸、硝酸、氢氟酸等。

（2）碱烧伤：能致烧伤的碱有石灰苛性碱（氢氧化钠、氢氧化钾）、氨水、电石等。

（3）磷烧伤：磷在工业上用途甚广，如制造燃料、火柴、火药、农药等，故平时磷烧伤较为常见。

（4）镁烧伤：镁是一种软金属，在空气中能自燃，熔点是 651 ℃。液态镁在流动状态可以引起其他物质燃烧，接触人体皮肤会引起烧伤，烧伤时温度极高。镁烧伤平时较少见，现代战争中常将镁与凝固汽油混合制成凝固汽油弹以增强杀伤力。镁接触皮肤后，致皮肤形成溃疡，并逐渐向四周扩大，也可能向深部发展。镁烧伤时，应及时切除烧伤部位，防止形成慢性溃疡。

4. 放射性烧伤

战时核武器爆炸有 4 种杀伤因素，即冲击波、光辐射、电离放射和放射性污染，可造成各种不同程度的损伤，如骨折、挤压伤、烧伤等。平时放射性烧伤常见于放射线治疗（X 线、镭锭、同位素），如照射剂量过大或在短时间内接受多次小剂量的照射，均可致急性皮肤放射性损伤。研究工作中接触放射线者，如不重视防护措施或操作不当，均可发生放射性损伤。其临床表现为红斑反应、水疱性皮炎，严重时局部会形成放射性溃疡。长期照射导致的慢性皮肤性损伤表现为慢性放射性皮炎、硬结性水肿及溃疡。

（三）烧伤深度判断

烧伤深度分类法有多种，目前普遍采用的是三度四分法，即根据皮肤烧伤的深浅分为Ⅰ度、浅Ⅱ度、深Ⅱ度、Ⅲ度，深达肌肉、骨骼者仍按Ⅲ度计算。Ⅰ度和浅Ⅱ度烧伤称为浅度烧伤，深Ⅱ度和Ⅲ度烧伤称为深度烧伤。

（四）烧伤Ⅰ度创面（红斑性烧伤）

1. 临床特征

Ⅰ度烧伤仅伤及表皮的一部分，对全身无明显影响。角质层、透明层、颗粒层损伤，基底细胞层完整无损，增殖再生能力活跃。临床表现为表皮完整，局部发红、灼痛，表面干燥，无渗出或水疱，局部肿胀不显著，1周左右脱屑愈合，不留瘢痕。Ⅰ度烧伤有时有色素沉着，但绝大多数可短期内恢复至正常皮肤。

2. 治疗原则

Ⅰ度烧伤主要是疼痛，除伤后立即冷水冲疗，持续时间酌情1~12小时。冷疗可以止痛，同时减轻损害，是最佳而又简便的治疗。部分Ⅰ度烧伤的创面在冷疗中可由红色转为正常色，疼痛也随之消失。Ⅰ度烧伤一般只需要保持清洁，避免再损伤。

3. 案例分享

（1）基本资料：患者，女，52岁，身高156 cm，体重65 kg，于2019年5月21日在家中不慎被热油烧火灼伤面部及双上肢，伤后用自来水冲洗，数分钟后到当地医院治疗。于5月23日前往陆军军医大学第一附属医院（以下简称"我院"）门诊就诊，被诊断为"热油烧伤6%（浅Ⅱ度6%）面颈部、双上肢"。

（2）创面局部评估：创面分布于面颈部及双上肢，总面积约为7%。Ⅰ度创面分布于右上肢，腐皮保留完整，局部发红，无水疱，局部无肿胀，面积约为1%（图4-1-1）；浅Ⅱ度创面分布于面颈部、左上肢，散在大小水疱，部分腐皮脱落，创基红润，渗出多，触痛明显，面积约为6%。

（3）创面护理：碘伏消毒，生理盐水清洗创面，暴露治疗，其余未做特殊处理。Ⅰ度创面6天脱皮屑愈合（图4-1-2）。

（4）创面处理效果如图4-1-1和图4-1-2所示。

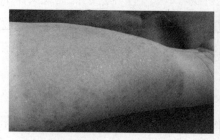
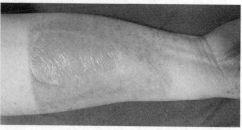

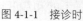

图4-1-1　接诊时　　　　　　　图4-1-2　伤后6天创面愈合

（五）烧伤浅Ⅱ度创面（水疱性烧伤）

1. 临床特征

浅Ⅱ度烧伤伤及表皮、部分基底层及真皮乳头层。临床特征是表皮与真皮分离，渗液积聚其间形成大小不一的水疱，疱内含血浆样黄色液体，表皮撕脱后创基鲜红、湿润，渗出多，局部肿胀明显，因真皮乳头外露而疼痛剧烈。由于生发层部分损伤，上皮的再生有赖于残存的生发层及皮肤附件（如汗腺管、毛囊等）的上皮增殖。浅Ⅱ度烧伤如无感染，一般10~14天愈合，不遗留瘢痕，但愈合后有时有较长时间可见痕迹或色素沉着。

2. 治疗原则

浅Ⅱ度烧伤后立即冷疗，用自来水即可，持续时间1~12小时或更久。冷疗可以止痛，降低出现水疱的可能性，减轻局部渗出。冷疗后，创面予以清洁，再用0.5%碘伏液消毒创面，再予以无菌包扎。有水疱时，大疱予以引流，小疱不必引流，保留好水疱皮，勿撕去，若表皮擦破、皱褶，可在消毒后予以舒展再覆盖于创面上，腐皮是保护创面的最佳覆盖物。

除面、颈、会阴等部位外，其他部位一般均采用包扎疗法。采用包扎疗法时，因早期渗出多，敷料要适当加厚，肢体抬高以利消肿。换药时，如见内层纱布干燥并与创面紧贴，表示无感染可不必揭去，以免损伤新生的上皮，创面可继续包扎或改行半暴露治疗，处理得当者可在7~14天达一期愈合。如患者高热、创面有持续性跳痛、敷料潮湿有臭味，应及时更换敷料，视感染情况作进一步处理，同时应将原保留的表皮、水疱皮除去，以免感染扩散。

若采取暴露治疗，应经常使用棉球或纱布拭干渗液，外用碘伏，可迅速使腐皮干燥，减少渗出。暴露彻底者多可见上皮化趋势良好。如药痂潮湿软化或腐皮下积脓，应及时将其除去，将分泌物清洗干净后改用半暴露治疗。

3. 案例分享

（1）基本资料：患者，男，22岁，身高170 cm，体重55 kg，于2019年1月5日在工作中不慎被沸水烫伤颈部和躯干，伤后自感疼痛，予脱去衣物、冰敷等处理，随后被送往当地医院治疗。于1月8日来我院就诊，门诊以"沸水烫伤9%（浅Ⅱ度6%，深Ⅱ度3%）颈部、躯干"收入院。

（2）创面局部评估：创面分布于颈部、躯干，总面积约为9%。浅Ⅱ度创面分布于颈部、前躯干，散在大小水疱，部分腐皮脱落，创基红润，渗出多，触痛明显，面积约为 6%（图 4-1-3）；深Ⅱ度创面分布于左侧颈肩部、下腹部，散在小水疱，创基红白相间，质韧，渗出较少，触痛迟钝，面积约为 3%。创面无肿胀，皮温尚可。

（3）创面护理：碘伏消毒，生理盐水清洗创面，剪破水疱后排出渗液，保留表皮，再外用莫匹罗星软膏抗感染治疗 + 表皮生长因子促进创面生长及上皮爬行，纱布包扎。换药 2 天 1 次或视敷料被渗液浸透情况决定。换药的同时联合烧伤药浴、红光治疗等促进创面愈合。浅Ⅱ度创面的换药周期为 11 天，创面基本愈合（图 4-1-5）。

（4）创面处理效果如图 4-1-3—图 4-1-6 所示。

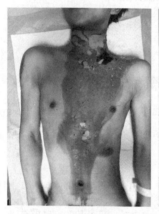 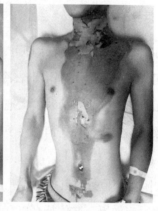

图 4-1-3　接诊时　　　　图 4-1-4　伤后 5 天

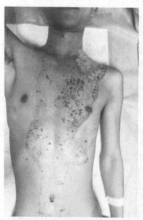 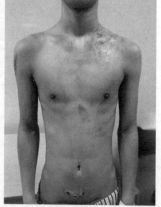

图 4-1-5　伤后 11 天创面基　图 4-1-6　伤后 17 天出院
本愈合

（六）烧伤深Ⅱ度创面

1. 临床特征

深Ⅱ度烧伤的损伤达真皮深层，部分真皮及汗腺、毛囊、皮脂腺等皮肤附件残留。

临床表现为局部肿胀，表皮灰红色，常不见水疱（有时也有小水疱），去腐皮后创基微潮，红白相间，干燥后可见真皮蜘蛛网样血管栓塞或散在红色小点，痛觉迟钝，拔毛试验微痛，创面干燥后形成痂皮。深Ⅱ度创面的愈合，需要待局部痂皮或坏死组织脱落后，由它们残留的上皮增殖扩散修复，可出现上皮小岛。深Ⅱ度创面愈合时间较长，如无感染，一般3~6周，多遗留瘢痕；如发生感染，创面愈合时间延长，严重时皮肤附件或上皮小岛会被破坏，常需植皮才能愈合。自愈的深Ⅱ度创面的表皮质量较差，易磨损。

2. 治疗原则

（1）非功能部位偏浅的深Ⅱ度创面应保留腐皮，在腐皮保护下，间生态组织有可能生还，如去掉腐皮，间生态组织极易继发坏死，使创面加深；偏深的深Ⅱ度创面不应保留腐皮，腐皮存在时坏死组织不易干燥成痂，易早期自溶感染，除造成创面加深外，还会波及全身，形成败血症。去掉腐皮后，应尽可能采取暴露治疗，形成干痂，争取痂下愈合，可外用0.5%碘伏或1%磺胺嘧啶银外涂，其中磺胺嘧啶银成痂较好，碘伏成痂稍慢。成痂完好的创面需要保持清洁干燥，争取痂下愈合，有效避免感染。

（2）深的深Ⅱ度创面、接近Ⅲ度或混合度的创面要考虑早期切削痂植皮治疗，可缩短疗程，减少脱痂过程中的局部与全身性感染。

（3）功能部位的深Ⅱ度创面要考虑早期手术治疗，可减少后期瘢痕增生引起的功能障碍、畸形。

3. 案例分享

（1）基本资料：患者，男，31岁，身高175 cm，体重65 kg，于2018年12月15日在工作中不慎被汽油火焰烧伤双下肢、臀部，受伤后即感创面疼痛，予脱去衣物，被急送往当地医院治疗，予以消毒换药处理。为进一步治疗，于12月16日来我院就诊，门诊以"汽油火焰烧伤12%（浅Ⅱ度6%，深Ⅱ度6%）颈部、双手、躯干、臀部及双下肢"收入院。

（2）创面局部评估：创面分布于躯干、臀部及双下肢，总面积约为12%。浅Ⅱ度创面分布于颈部、躯干臀部，可见大小水疱，部分腐皮脱落，创基红润，渗出多，疼痛明显，面积约为6%；深Ⅱ度创面分布于双手、双下肢，散在小水疱，腐皮部分脱落，创基红白相间，质韧，创面渗出较少，触痛迟钝，无明显肿胀，面积约为6%（图4-1-7）。

（3）创面护理：碘伏消毒，生理盐水清洗创面，剪破水疱后排出渗液，保留表皮，再外用莫匹罗星软膏抗感染治疗＋表皮生长因子促进创面生长及上皮爬行，纱布包扎。10天左右创面的坏死组织逐渐脱落，肉芽组织形成，改用优拓SSD抗感染及促进上皮

爬行 + 成纤维生长因子促进肉芽生长，外用纱布包扎固定。早期换药频次视敷料被渗液浸透情况决定，后期换药的同时联合烧伤药浴、红光治疗等促进创面愈合。深Ⅱ度创面的换药周期为 26 天，创面愈合（图 4-1-10）。

（4）创面处理效果如图 4-1-7—图 4-1-10 所示。

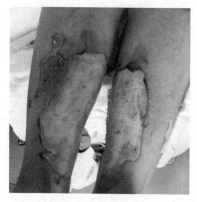
图 4-1-7　接诊时

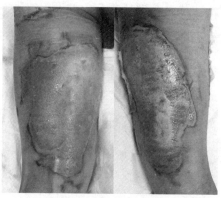
图 4-1-8　伤后 11 天坏死组织部分脱落

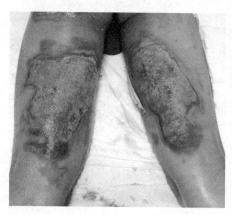
图 4-1-9　伤后 20 天创面大部分愈合

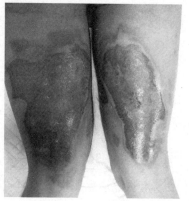
图 4-1-10　伤后 26 天创面基本愈合

（七）烧伤Ⅲ度创面（全层皮肤烧伤）

1. 临床特征

Ⅲ度烧伤系全层皮肤以下的损伤。除表皮、真皮及其附件全部被烧毁外，Ⅲ度烧伤有时可深达皮下脂肪、肌肉、骨骼甚至内脏。临床表现为创面干燥，根据烧伤程度不同，创面可表现苍白、棕褐、焦黄或焦黑色，伤区水肿明显，无弹性，皮革样，创面痛觉消失，皮温低。伤后 1~2 天，坏死组织干燥，烧伤创面可见粗大树枝状血管栓塞。后期创面形成焦痂，质坚硬，除很小块创面可由边缘上皮爬行覆盖而获自愈外，其他创面已无再生皮肤的基础，需植皮愈合。伤后 4 周左右焦痂溶解分离，暴露肉芽创面，常遗留严重瘢痕增生及挛缩畸形。

2. 治疗原则

（1）保护创面：大面积Ⅲ度烧伤宜在早期清创后即行暴露治疗，重点是保持Ⅲ度焦痂干燥。可外涂磺胺嘧啶银等杀菌药预防感染，定期翻身，避免Ⅲ度焦痂因受压而过早溶痂。

（2）尽早清除焦痂：焦痂虽然在早期有暂时防止感染的作用，但毕竟是一层坏死组织，容易招致细菌生长繁殖，而且焦痂被细胞产生的酶分解后，可产生许多有毒物质使机体中毒。因此，早期除去焦痂可减少毒素的吸收和细菌的感染，有利于提高治愈率。

（3）大面积Ⅲ度焦痂的清除：一般以手术切除为主，以药物为辅。Ⅲ度焦痂比较集中的部位、功能部位或感染部位的焦痂应早期切除；散在的、非功能部位或不宜行切痂的部位（如面、颈、会阴部等），可使用药物脱痂。背部皮肤较厚，一般不考虑切除焦痂，如有必要可行削痂术。

（4）切痂后的创面：应立即用自体皮、异体（种）皮或人工皮覆盖切痂后的创面，避免大面积创面暴露，对患者产生威胁。

（5）对于深达骨骼、关节的Ⅲ度烧伤：如果关节或骨质坏死外露范围较大，早期应在处理周围软组织创面封闭的同时进行清创甚至死骨咬除。例如，四肢开放性损伤早期需要请骨科行外（内）固定；电击伤后肋骨坏死暴露，需要请胸外科会诊并参与手术。如果骨关节坏死外露范围较小且部位局限，暂无骨感染的风险，临床上从封闭创面、减少感染源的角度考虑，可以先修复大范围的皮肤软组织创面，再行骨关节处理，或转专科进一步治疗。

3. 案例分享

（1）基本资料：患者，男，9 岁，身高 140 cm，体重 65 kg，于 2019 年 3 月 1 日在家中不慎被火焰烧伤全身多处，伤后在当地医院予补液抗感染，创面焦痂切开减张处理。于 3 月 3 日来我院就诊，门诊以"火焰烧伤 12%（深Ⅱ度 4%，Ⅲ度 8%）躯干、臀部及右下肢"收入院。

（2）整体评估：患者患有外伤性脑瘫、上呼吸道瘢痕狭窄、Ⅰ度吸气性呼吸困难。

（3）创面局部评估：创面分布于躯干、臀部及右下肢，总面积约为 12%。Ⅲ度创面分布于臀部及右下肢，大部分创面为棕黄色痂皮覆盖，质硬，呈现皮革样改变，表面可见树枝状栓塞血管网，渗出少，皮温低，触痛消失，左足肿胀明显，肢端血运差，皮温凉，足趾干枯坏死，面积约为 8%（图 4-1-11、图 4-1-13）；深Ⅱ度创面分布于躯干，散在小水疱，大部分腐皮脱落，创基红白相间，质韧，创面渗出较少，触痛迟钝，面积约为 4%。

（4）创面护理：伤后 16 天予常规换药处理，即碘伏消毒，生理盐水清洗创面，再外用莫匹罗星软膏抗感染治疗 + 表皮生长因子促进创面生长及上皮爬行，纱布包扎。换药频次视敷料被渗液浸透情况决定。伤后 17 天在全麻下行躯干、臀部右大腿削痂植皮术，术后定期换药。于 2019 年 4 月 3 日在全麻下行臀部、右下肢创面清创植皮术 + 右足清创死骨咬除术，术区定期换药，大部分皮片存活。于 4 月 17 日在全麻下行臀部、右下肢创面清创植皮术，术区皮片存活好。完成 3 次植皮手术，同时联合烧伤药浴、红光治疗等促进创面愈合，伤后 59 天创面基本愈合（图 4-1-12、图 4-1-14）。

（5）创面处理效果如图 4-1-11—图 4-1-14 所示。

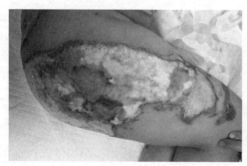

图 4-1-11　接诊时（臀部）

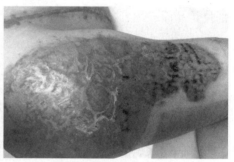

图 4-1-12　植皮术后创面基本愈合（臀部）

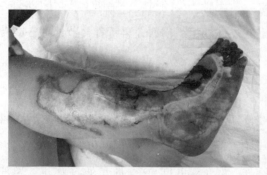

图 4-1-13　接诊时（右下肢）

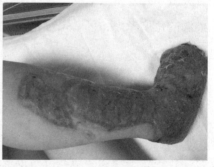

图 4-1-14　植皮术后创面基本愈合（右下肢）

（八）健康教育

1. 心理指导

烧伤可能造成一系列不可逆的改变，如容貌改变、畸形、功能障碍、体温调节紊乱、对冷热敏感等，应嘱患者注意心理调节，尽量去适应社会及家庭。取得患者及其家属的配合；讲话慎重，做好患者的思想工作；并细心观察患者的心理变化。

（1）容貌改变、畸形：瘢痕挛缩所致。整形手术会有一定帮助，但更需要患者保持良好心态，正确对待已出现的问题。

（2）功能障碍：功能部位的挛缩畸形所致。嘱患者既要积极配合矫形手术，又要加强功能锻炼，锻炼健侧的代偿。

（3）体温调节紊乱、对冷热敏感：烧伤会破坏汗腺，皮肤的调温能力随之下降甚至丧失。应及时散热或保暖，如有疑问可咨询医护人员。

2. 饮食宣教

应告知患者饮食的重要性，合理饮食有利于创面修复，改善全身状况，缩短住院时间。烧伤具有消耗大、代谢高的特点，故需要加强营养支持。烧伤后进食不仅要满足最基本的需要，还要满足创面生长的需要，因此，在进食时尽量注意营养搭配，多吃，减少静脉输入量，避免副作用发生。

（1）早、中、晚三餐由主食（米饭、面食）、蔬菜、肉类（鱼、鸡、鸭、兔、牛、猪肉等）组成。每餐应有荤有素，保证人体每天所需大部分营养物质的补充。

（2）三餐之间及睡前可适当加餐，如牛奶、豆浆、鸡蛋、藕粉、糕点等。

（3）餐前、餐后辅以水果，刺激食欲，帮助消化，补充多种维生素。

（4）大面积烧伤患者：①伤后 1~2 天禁食或少进食，第 3 天开始以少量试餐开始，如米汤、安素等，3~6 次 / 天，每次 50~100 mL，以后逐步增加牛奶、肉汤等，每天可进 3~8 餐，以清淡、易消化饮食为宜。②1 周后可将流质饮食改为半流质饮食，进食肉沫粥、鱼米粥、蒸蛋、面条等。③若患者消化功能良好，饮食可逐步恢复同一般患者。

（5）多食鸡蛋、豆类及其制品等易吸收的优质蛋白。少食辛辣刺激性食物，如辣椒、姜、蒜等。

3. 创面相关宣教

（1）受伤早期（伤后 48~72 小时），创面可出现肿胀，特别是头面部烧伤，肿胀更明显，这不意味着病情加重，而是烧伤后机体的反应。嘱患者如有其他不适（如不能忍受的疼痛、寒冷、呼吸困难等），及时告知医护人员。头面部烧伤者，嘱其采取半卧位，以利于头面部肿胀消除。

（2）创面换药会伴随整个病程，换药时即使操作很轻，都可能会疼痛，嘱患者不要过于紧张，如不能忍耐，及时告知医护人员。

（3）包扎疗法：①注意抬高包扎的肢体，以促进静脉及淋巴回流，减轻肿胀。观察远端末梢血液循环情况，一旦出现指（趾）端青紫、发凉、麻木感，应松解绷带或及时就诊处理。患者手部受伤时，坚持手指关节活动锻炼，预防关节僵硬，促进血液循环，减轻水肿。②注意观察体温变化、血常规情况，如局部渗出多，有特殊气味，应及时处理。保持外层敷料干燥清洁，防止敷料湿透，导致感染。③会阴部烧伤创面应做好大小便护理。注意改变体位，避免某些部位创面长期受压而加重感染或引起压力性损伤。

（4）半暴露治疗：注意保护正常皮肤和新愈合皮肤的清洁，避免未愈合创面脓性分泌物污染。

（5）暴露治疗：创面暴露是烧伤治疗的主要手段，但暴露的创面易发生感染，应注意无菌操作，减少家属的探视次数及时间等。

（6）手术：是在烧伤皮肤不能自行修复的情况下采取的一种治疗手段，通过手术切除已破坏的皮肤组织，覆以自体或异体皮，既可杜绝细菌生长繁殖的环境，使创面恢复，也可最大限度地保留手、足等部位的功能。

4. 康复宣教

（1）皮肤瘙痒及闷热的处理：由于烧伤致皮肤汗腺破坏，汗液不能排出体外，皮肤可能出现瘙痒，如在愈合或瘢痕形成过程中常常出现瘙痒。搔抓、敲击易使皮肤破溃感染，因此，出现瘙痒时勿着急，勿乱抓，可局部冰敷，室内可装空调。小儿或不配合者，应戴手套约束双手。小面积可使用瘢痕软化膏、石蜡油等外涂，有一定保护皮肤和止痒效果。

（2）自愈的创面（3周左右）或植皮手术后的肢体，应使用弹力绷带或弹力套，再行功能锻炼。尤其是下肢，如未绑弹力绷带或弹力套就下地活动，新愈合皮肤容易起水疱破溃而感染，致残余创面形成。较小的水疱可以待其自行吸收，较大的水疱或是较多水疱融合成片时，需及时穿刺引流水疱液。如水疱破溃，应涂消毒药水保护，必要时前往医院就诊。

（3）鼓励患者尽早自我照顾（如日常卫生、进食），尽早自我照顾能帮助患者康复。肢体创面初愈时，不宜强行做被动功能锻炼，以免关节周围起水疱。

（张莉、刘春梅、张冬梅）

二、创伤创面

创伤是指机械的外力作用导致机体皮肤黏膜或深部组织发生开放性的损伤，主要包括刺伤、咬伤、切伤、砍伤、撕裂伤、撕脱伤、挫伤等。创伤后需要及时处理创面，否则容易发生创面感染。

（一）皮肤撕脱伤

皮肤撕脱伤是指交通事故、重物压砸、机器转动产生的搅力作用致皮肤和皮下组织自深筋膜浅面撕脱或潜行剥离，皮肤血液循环严重破坏，血管网广泛挫伤，常合并骨折及肌肉、肌腱、神经、血管损伤。

1. 致伤原因

皮肤撕脱伤的致伤原因是交通事故、重物压砸、机器转动产生的搅力作用。

2. 临床特征

（1）损伤部位：皮肤及皮下软组织自深筋膜层、帽状腱膜层、骨膜层剥脱，可能伴有撕脱皮瓣或皮肤软组织挫裂伤，撕脱皮瓣可能出现全部或部分坏死；也可能伴有严重的肢体碾压伤。

（2）分类：①新鲜皮肤撕脱伤：指受伤48小时以内就诊且皮肤尚未坏死、无明显感染。新鲜皮肤撕脱伤可细分为：完全性皮肤撕脱伤，指皮肤完全与身体分离；不完全性皮肤撕脱伤，指撕脱的皮肤尚有部分与身体相连；潜行皮肤撕脱伤，指皮肤与皮下组织潜行分离，皮肤表面无损伤或有小的损伤；混合性皮肤撕脱伤，指有完全性或不完全性皮肤撕脱伤的同时伴有潜行皮肤撕脱伤，这种情况术前易漏诊潜行撕脱部分，常误认为只是完全性或不完全性皮肤撕脱伤。②陈旧性皮肤撕脱伤：指受伤48小时以后就诊或就诊时皮肤坏死感染。

（3）合并伤：皮肤撕脱伤常合并有骨折及肌肉、神经、肌腱断裂，进而导致肢体活动障碍。此外，还可能伴有脑挫裂伤、脑震荡、颅骨骨折、颅脑出血，空腔脏器可能出现破裂。

（4）全身症状及并发症：①创伤性出血：导致休克。②肌肉坏死：导致肾功能异常甚至急性肾衰竭。③颅脑损伤：导致意识障碍、感觉及运动功能受损等。

（5）后期并发症：①早期处置不当，保留无血供的撕脱皮瓣或清创不彻底，会导致撕脱皮瓣或移植皮片坏死。②皮瓣与创基不粘连，留有无效腔。

3. 治疗原则

（1）抢救生命治疗。

①首先要做好抢救生命的工作，积极防治失血性休克。

②如合并有威胁生命的颅脑损伤、胸腹部脏器损伤，应优先处理。

③肢体骨折可暂予以外固定治疗。

④需要常规肌内注射破伤风抗毒素或破伤风免疫球蛋白。

（2）创面修复治疗。

①原位缝合法：应慎重使用此方法。对于一些顺行非完全环形的脱套伤，如果撕脱皮肤血液循环良好，可以原位缝合修复创面，有利于患肢获得更好的外形和功能。

②游离和撕脱的自体皮回植法：包括彻底清创、撕脱皮肤去脂打薄、原位回植 3 个步骤，是治疗肢体皮肤撕脱伤的常规方法。皮片厚度根据外观及功能要求可选择全厚皮片、中厚皮片、刃厚皮片。移植方式可选择大张皮片、拉网皮片、邮票皮片。该方法保留了皮肤的全部结构和功能，皮下组织再生能力强，成活后肢体丰满柔软，有弹性，耐磨压，肤色正常，而且超全厚皮套内有神经终末小体，因此，术后肢体感觉恢复良好。

③保留真皮下血管网的全皮游离移植法：保留撕脱皮肤残存皮蒂，将剥脱的皮肤脂肪面向上铺平，修除过厚脂肪，保留皮肤全层及皮下血管网层；将修剪的皮肤原位回植创面，定点缝合数针固定；将移植皮与创缘连续缝合，清除皮下积血，植皮创面置多条橡皮片引流，用油纱布覆盖，用多层敷料及绷带加压包扎固定。

④皮瓣移位法及游离皮瓣移植法：对于合并有肌肉、肌腱、神经、血管、骨骼、关节等深部组织损伤的皮肤撕脱伤，可应用局部皮瓣、邻位皮瓣、逆行岛状皮瓣、交叉皮瓣、游离皮瓣等修复。

⑤动静脉或静脉吻合术：脱套皮肤常含有一些重要动、静脉，清除脱套皮肤污染及坏死组织后，将其含有的动、静脉与正常皮肤进行动、静脉吻合，创面直接缝合。该方法与原位缝合法相比，能显著提高皮肤成活率，术后外观和功能恢复较好。常用于头皮撕脱伤，肢体撕脱伤应用较少。

⑥潜行皮肤撕脱伤的处理：潜行皮肤撕脱伤易漏诊。根据皮肤软组织能否推动滑行、皮下软组织穿刺能否抽吸出积液或积血，判断有无潜行皮肤撕脱伤。潜行皮肤撕脱伤早期可采用切开置管引流和适当加压包扎治疗；若效果不佳，可考虑行皮瓣或植皮修复。

⑦负压治疗：常用于下肢大面积皮肤撕脱伤，颅骨、肢体骨外露创面（去除坏死骨质后），污秽创面（清创后）等。负压治疗后，待新鲜肉芽组织生长再行二期游离植皮。

负压治疗能够控制创面水肿，减少创面菌落数，增加灌注，促进创面血管化，减少创面纤维化，提高二期植皮的成活率，减轻患者的痛苦。

⑧人造皮肤：用于临时覆盖外露肌腱、骨骼等组织，从而避免行局部皮瓣移位修复术或游离皮瓣修复术。

⑨抗生素骨水泥：用于下肢大面积皮肤撕脱伤的抗感染治疗。抗生素骨水泥链珠可以长时间、高浓度地释放抗生素，杀灭病菌，从而促进新生肉芽组织生成，确保无菌环境。

⑩截肢治疗：大面积皮肤撕脱伤合并有肢体严重碾压伤、肢体软组织严重毁损，或存在修复后功能差、几乎无功能者，可行截肢手术治疗，避免增加患者的痛苦和经济负担。截肢术后可予以安装假肢，改善肢体外观及活动功能。

⑪后期并发症治疗：早期处置不当可导致撕脱皮瓣原位缝合后坏死、移植皮片坏死、皮瓣与创基不粘连，需要再次彻底清创或去除不粘连撕脱皮瓣，行皮瓣或皮片覆盖。

4. 健康教育

（1）心理护理：皮肤撕脱伤可能造成一系列不可逆的改变，如容貌改变、畸形、肢体缺失、功能障碍等，嘱患者注意心理调节，尽量去适应社会及家庭。取得患者及其家属的配合；讲话慎重，做好患者的思想工作；细心观察患者的心理变化，让患者保持良好心态，正确对待已出现的问题。

（2）饮食指导：告知患者饮食的重要性，合理饮食有利于创面修复，改善全身状况，缩短住院时间。患者进食不仅要满足最基本的需要，还要满足创面生长的需要，在进食时尽量注意营养搭配，少食多餐。多食鸡蛋、豆类及其制品等易吸收的优质蛋白。少食辛辣刺激性食物，如辣椒、姜、蒜等。餐前、餐后辅以水果，刺激食欲，帮助消化，补充多种维生素。

5. 案例分享

（1）基本资料：患者，女，42 岁，于 2014 年 2 月 20 日在工作中不慎头发卷入机器致头皮撕脱，有少量出血，量约 150 mL，伤后在当地医院多次从身体健康部位取皮植于头部。为进一步治疗，于 7 月 30 日转送我院，以"头皮撕脱伤"收入我院烧伤科。

（2）整体评估：患者意识清楚，精神良好，食欲好，口渴无，大小便如常，尿色清亮，无结核、高血压、糖尿病等疾病史。

（3）创面局部评估：创面位于头顶部，直径约 10 cm，黑色质硬，坏死组织覆盖，为撕脱后 3 小时回植的自体头皮。坏死头皮外周有一圈直径约 4 cm 的肉芽创面，可见肉芽组织生长，有脓性分泌物，无恶臭，创周无明显红肿；双眼因眉上皮肤瘢痕收缩而无法正常闭合（图 4-1-15）。

（4）创面处理：碘伏消毒，生理盐水清洗，复方多黏菌素 B 软膏药纱覆盖，外用纱布包扎。换药频次视敷料被渗液浸透情况决定。于 2014 年 8 月 6 日在全麻下行头部创面切痂、削痂清创术，术后定期换药处理，待头部创面被新鲜肉芽组织覆盖；于 8 月 14 日在全麻下行头部肉芽创面清创植皮术，术后头部移植皮片全部存活，创面全部愈合（图 4-1-16）；于 9 月 1 日在全麻下行双眼睑瘢痕松解整复术，患者双眼睑移植皮片存活良好，双眼能正常闭合（图 4-1-17）。

（5）创面处理效果如图 4-1-15—图 4-1-17 所示。

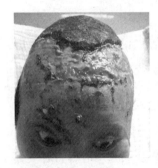 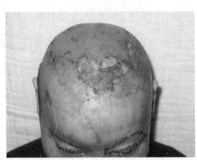 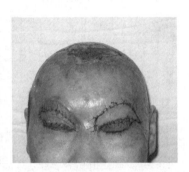

图 4-1-15　入院时　　　　图 4-1-16　头部植皮术后　　　　图 4-1-17　眼睑植皮术后

（二）咬伤创面

咬伤创面在临床上较为常见，主要为犬咬伤、蛇咬伤、虫咬伤等。因伤人动物的不同，治疗方法也差别较大。

1. 犬咬伤

犬咬伤是指犬齿咬合、切割人体组织导致的皮肤破损、组织撕裂、出血和感染等损伤，还可引起狂犬病、破伤风、气性坏疽等特殊感染。

（1）临床特征。

①犬咬伤可导致划伤、穿刺伤、撕裂伤等。可见由利齿造成的深而窄的创面，出血，创面周围组织水肿。大型犬的咬合力量强大，可伴有撕扯，导致严重损伤。致死性损伤通常发生在幼儿头部和颈部。大龄儿童、成人以四肢受伤为主。

②创面感染特征：局部表现包括发热、红肿、压痛、脓性分泌物和淋巴管炎，并发症包括皮下脓肿、手部间隙感染、骨髓炎、脓毒性关节炎和菌血症。局部蜂窝织炎于伤后 24~72 小时开始出现。少数患者会发生全身感染，可累及骨骼、关节、血液和脑膜。全身性感染体征包括发热、淋巴结肿大等。

（2）治疗原则。

早期创面应正确处理，易感染创面可预防性应用抗生素，根据需要及免疫史进行狂犬病等疾病的预防。

（3）创面的局部处理。

①初期处理：对于有活动性出血的创面，应直接压迫止血。采用肥皂水（或其他弱碱性清洗剂）和流动清水交替清洗所有咬伤处约 15~20 分钟；用无菌纱布或脱脂棉吸尽创面残留液，若清洗时疼痛剧烈，可给予局部麻醉，如条件允许，可采用专业的清洗设备冲洗创面内部，以确保达到有效冲洗；用生理盐水冲洗创面，避免创面残留肥皂水或其他清洗剂。

②清创：创面小而浅者，仅用碘酊、乙醇进行消毒后包扎即可；其余均应立即行清创术，即用大量的生理盐水、0.1% 苯扎溴铵溶液及 3% 的过氧化氢溶液反复冲洗创面，必要时稍扩大创面，用力挤出周围软组织，设法将玷污在创面的犬的唾液和创面血液冲洗干净，不予缝合，以利引流。

③创面的延迟处理：若咬伤 1~2 天或更长时间，或伤口已经结痂，也必须将结痂去掉后按上述方法处理。

④受伤 8 小时内的创面、头面部创面（美观需求）彻底清创后行一期缝合。为减少异物感染风险，建议尽量避免皮下缝合。

⑤建议高感染风险的创面行延期缝合或开放创面，包括挤压伤、穿刺伤、创面位于手或脚、面部受伤 ≥ 24 小时、其他部位受伤 ≥ 12 小时、免疫功能低下、静脉瘀滞。

⑥对于有活动性出血的创面，应直接压迫止血，并对创面远端进行神经血管评估。深至重要结构的创面应按严重穿透伤处理。

⑦狂犬病预防：主动免疫预防是指注射人用狂犬病疫苗，分为"5 针法"（第 0、3、7、14、28 天肌内注射 1 剂）和"4 针法"（第 0、7、21 天分别肌内注射 2 剂、1 剂、1 剂），注射部位为三角肌、大腿前外侧肌肉。被动免疫预防适用于既往无免疫史或免疫史不全的Ⅲ级暴露者、头面等神经分布密集的部位和严重免疫功能缺陷的Ⅱ级暴露者，应当在创面浸润注射狂犬病人免疫球蛋白。

⑧感染处置：创面感染应进行清创引流及抗感染治疗。取创面分泌物和血液行需氧及厌氧菌培养；如已形成脓肿或怀疑存在骨骼、关节或其他重要深部结构的感染，可能要行手术探查和清创术；口服抗生素疗效不佳、有全身性感染症状或感染有进展者，应根据药物敏感试验结果选用敏感抗生素或静脉滴注。

2. 毒蛇咬伤

毒蛇咬伤（venomous snake bite）是指人体被有毒的蛇咬伤后，毒液由创面进入人体内而引起的一种急性全身中毒性疾病。根据蛇毒的成分，毒蛇咬伤分为神经毒类、血循毒类和混合毒类。毒蛇咬伤部位 95% 以上为四肢。

（1）局部症状。

①神经毒类毒蛇咬伤：咬伤处牙痕较小，局部不红不肿，无渗液，不痛、微痛或麻木，所导向的淋巴结可有肿大和触痛。

②血循毒类毒蛇咬伤：咬伤处牙痕粗大，创面常流血不止，剧痛，肿胀蔓延迅速，皮下青紫，起水疱、血疱，局部淋巴结肿大和触痛。有的创面短期内可发生组织溃烂、坏死。

③混合毒类毒蛇咬伤：咬伤处牙痕粗大，创面疼痛逐渐加重，可伴有麻木感，周围皮肤迅速肿胀，可扩展至整个肢体，皮下青紫，可有水疱、血疱。严重者创面迅速变黑坏死，形成溃疡。

（2）全身症状。

①神经毒类毒蛇咬伤：主要表现为神经系统的损害，多在咬伤后 1~6 小时出现。轻者出现头晕、乏力、张口不利、腹痛、全身肌肉疼痛等症状；严重者出现瞳孔散大、视物模糊、语言不清、流涎、吞咽困难、肌肉阵挛或抽搐、昏迷等症状，甚至因呼吸麻痹而死亡。

②血循毒类毒蛇咬伤：主要表现为血液循环系统的损害。轻者出现恶寒、发热、胸闷、心悸、视物模糊、全身肌肉酸痛、皮下或内脏出血等症状；严重者出现面色苍白、手足厥冷、烦躁不安、呼吸困难、血压下降等症状，甚至因休克、循环衰竭而死亡。

③混合毒类毒蛇咬伤：主要表现为神经和血液循环系统的损害。轻者出现头晕、头痛、恶寒、发热、视物模糊、张口及吞咽困难、全身肌肉酸痛、恶心、呕吐等症状；严重者出现胸闷、呼吸困难、昏迷、酱油色血尿等症状，甚至因循环、呼吸、肾功能衰竭而死亡。

（3）治疗原则。

①局部处理：可用止血带或绷带在创面近心端上方超过一个关节处或 5~10 cm 处缚扎，缚扎松紧度以能阻断淋巴液、静脉回流但不妨碍动脉血流为宜。每隔 15~20 分钟放松 1~2 分钟，以免肢体因缺血而坏死。应用有效蛇药 30 分钟后，可去掉缚扎。

②扩创、冲洗：常规皮肤消毒后，沿牙痕"一"字纵行切开 1.5 cm，由近心端开始挤压排出毒血 2~5 mL。切口到达皮下即可，不可伤及肌腱和筋膜，如有毒牙遗留应取出。

同时应用生理盐水或 0.02% 呋喃西林溶液、双氧水反复多次冲洗。尖吻蝮蛇、蝰蛇咬伤后不宜扩创。

③封闭疗法：毒蛇咬伤后，应及早应用利多卡因 + 地塞米松做局部封闭，在创面周围与患肢肿胀上方 3~5 cm 处作深部皮下环封。应用胰蛋白酶或糜蛋白酶做局部封闭能直接破坏蛇毒，在牙痕中心及周围注射（深达肌肉层）或结扎上端进行套式封闭。

④局部用药：创面局部用 0.02% 呋喃西林溶液或生理盐水湿敷，保持湿润引流，防止创面闭合。已有水疱或血疱者，开小口引流，然后再进行湿敷。局部还可用具有清热解毒、消肿止痛作用的中草药鲜药或散剂、酊剂等外敷。

⑤负压吸引：如患处高度肿胀，需要在近心端皮肤上做小切口，在小切口上进行持续负压吸引，起到减轻肿胀、引流毒液的作用。后期可行植皮或皮瓣移植术。肢体坏死严重者需截肢。

⑥综合疗法：抗蛇毒血清特异性较高，效果确切，越早应用，疗效越好。推荐使用的时间窗为毒蛇咬伤后 24 小时内（尤以 6 小时内为佳），超过 48 小时者使用抗蛇毒血清无效。

⑦其他用药：根据病情，使用糖皮质激素、破伤风抗毒素、抗生素等，适当补充能量、维生素，维持水、电解质平衡。如出现脏器功能损害或衰竭，应积极对症治疗。

3. 虫咬伤

（1）蜈蚣咬伤者，可将明矾、雄黄研成粉末，凉水冲和后涂于患处。

（2）蜂蜇伤者，先去除蜂刺，用过氧化氢溶液冲洗创面，再以 3% 氨溶液外敷，联合抗生素治疗。

（3）蝎蜇伤者，立即于创面近心端扎止血带，用 1 ： 5000 高锰酸钾溶液冲洗创面，切开引流，以 0.5% 氨溶液外敷。

（4）蜱虫一般叮咬后会钻入皮肤，可用利多卡因局部麻醉注射在蜱虫口器下方，3~5 分钟后用镊子取出，并以头孢类抗生素或大环内酯类抗素药物治疗 2 周。

4. 健康教育

（1）心理护理：重视心理护理，加强疾病常识宣教，避免患者产生恐惧、紧张、焦虑等不良情绪。进行创面处理时，动作轻柔，语言亲切，使患者身心放松并积极配合治疗，同时告知患者创面进展情况及好转的客观指标，帮助患者树立信心。

（2）饮食宣教：进食清淡、易消化、营养丰富的食物，增加蛋白质的摄入，以提升机体抵抗力和组织修复能力。多食鸡蛋、豆类及其制品等易吸收的优质蛋白；少食辛辣刺激性食物，如辣椒、姜、蒜等；少食油炸、肥腻等食物。餐前、餐后辅以水果，刺激食欲，帮助消化，补充多种维生素。

（3）功能锻炼：告知患者创面自我护理方法，如抬高患肢可促进血液循环，有利于创面恢复。协助患者进行伤肢功能锻炼，预防肌肉萎缩、关节僵直。肢体截肢者，积极配合手术的同时要加强功能锻炼，锻炼健侧的代偿，练习义肢的使用，争取早日回归社会。

5. 案例分享

（1）基本资料：患者，男，45岁，于2014年6月24日不慎被狗咬伤右小腿致皮肤撕脱，少量出血，创面疼痛，于当地医院止痛，其余不详。为进一步治疗，于7月6日来我院烧伤科门诊就诊，以"右下肢狗咬伤未愈创面"收入院。

（2）整体评估：患者精神状态较好，食欲好，吸烟20年，约每天20支，少量饮酒，无结核、高血压、糖尿病等疾病史。

（3）创面局部评估：创面位于右小腿中下段内侧，面积约为5 cm×7 cm，创面大部分皮肤缺损，创基外露，为暗红色坏死组织，有少许分泌物，未见骨质外露。创面外下方可见约1 cm×1 cm撕脱皮肤，皮肤发黑，皮温凉，血运差。创周皮肤内卷，创周可见轻微红肿（图4-1-18）。

（4）创面处理：碘伏消毒，生理盐水清洗，黑痂局部使用水凝胶敷料保湿促进自溶性清创，抗菌药物＋生长因子促进肉芽生长，促进创面愈合。于2014年7月8日在床旁局麻下行创面清创，清除坏死黑痂，给予负压吸引治疗，负压吸引治疗6天后见创面肉芽组织生长好；于7月14日在腰硬联合麻醉下行右小腿清创植皮术，术区移植皮片存活可，创面愈合（图4-1-19）。

（5）创面处理效果如图4-1-18和图4-1-19所示。

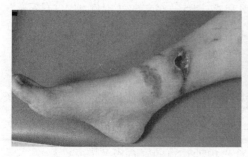
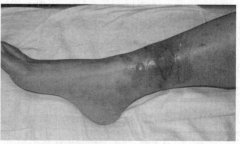

图4-1-18　首次处理　　　　　　　图4-1-19　植皮术后愈合良好

（夏一兰、游月梅、张冬梅）

第二节　慢性创面

一、压力性损伤

1. 病因

压力性损伤是压力、压力联合剪切力、潮湿、医疗器具或其他器械相关因素导致的皮肤局部软组织局限性损伤。年龄（年老或年幼）、吸烟、认知功能障碍、营养不良、贫血等都是发生压力性损伤的危险因素，其中压力、剪切力、潮湿是发生压力性损伤的主要原因。

2. 临床特征

（1）Ⅰ期压力性损伤：皮肤完整，出现压之不褪色的局限性红斑，常发生在骨隆突处等易受压部位，与周围组织相比，该部位可能有疼痛、硬块或松软，皮温升高或降低。肤色较深者发生Ⅰ期压力性损伤可能难以鉴别，因为深色皮肤可能不易被观察到明显的红斑表现，但可以通过触觉感知温度和硬度变化。如果出现Ⅰ期压力性损伤，需要采取措施防止损伤程度继续加重、加深，并注意预防其他部位发生压力性损伤。

（2）Ⅱ期压力性损伤：部分皮层缺失或出现水疱，真皮层部分缺损，表现为一个浅表开放的粉红色创面，不伴有坏死组织，也可表现为完整或开放 / 破溃的充满浆液或血清的水疱。

（3）Ⅲ期压力性损伤：全层皮肤和组织缺失，皮下脂肪可能呈现，但没有骨骼、肌腱或肌肉组织暴露。可能会见到腐肉，还可能伴有潜行和窦道。Ⅲ期压力性损伤的深度因解剖部位的不同而表现各异。鼻部、耳、枕部和踝部没有皮下组织，因此这些部位的Ⅲ期压力性损伤溃疡较表浅；相反，在一些肥胖的部位，Ⅲ期压力性损伤可能表现为非常深的溃疡。

（4）Ⅳ期压力性损伤：全层皮肤和组织缺失，伴有骨骼、肌腱或肌肉暴露。可能见到腐肉或焦痂，常伴有潜行和窦道。Ⅳ期压力性损伤的深度因解剖部位不同而表现各异。鼻部、耳、枕部和踝部没有皮下组织，因此这些部位的Ⅳ期压力性损伤溃疡较表浅。Ⅳ期压力性损伤可深及肌肉和（或）支撑组织（如筋膜、肌腱、关节囊），可能发生骨髓炎。

（5）不可分期压力性损伤：皮肤全层或组织全层缺失（深度未知），缺损涉及组织全层，但溃疡的实际深度完全为坏死组织（黄色、棕褐色、灰色、绿色或棕色）和（或）焦痂（棕褐色、棕色或黑色）所掩盖。除非彻底清除坏死组织和（或）焦痂以暴露创面床，否则无法确定溃疡的实际深度，但可以确定是Ⅲ期或Ⅳ期压力性损伤。足跟部稳定的焦痂（干燥、附着紧密、完整且无红肿或波动感）相当于机体的天然（生物）屏障，不应当被清除。

（6）可疑深部组织损伤：深度未知，压力和（或）剪切力造成皮下软组织受损，导致完整但褪色的皮肤局部出现紫色、紫黑色或充血性水疱。与邻近组织相比，该部位组织可出现疼痛、硬肿、糜烂、松软、较冷或较热等表现。肤色较深者的深部组织损伤可能较难察觉。该类损伤可能进展为黑色创面并形成水疱，还可能进一步发展为被一层薄的焦痂覆盖，即使接受最佳治疗，也可能会快速发展为深层组织损伤。

3. 治疗原则

（1）Ⅰ期压力性损伤：应加强护理措施，增加翻身次数，监测皮肤变化状况，避免发红区域继续受压，同时避免摩擦、潮湿及排泄物对皮肤的刺激，加强营养以增加皮肤抵抗力，发红区域不可加压按摩，以免加重缺血缺氧。可应用泡沫敷料或水胶体敷料置于皮肤发红区域或骨突处，减轻骨突处的压力、摩擦力和剪切力；还可应用液体敷料治疗。

（2）Ⅱ期压力性损伤：继续加强上述护理措施。此外，有水疱时，对于未破的小水疱，要减少摩擦，防止破裂感染，待其自行吸收；对于直径大于 5 mm 的水疱，可在无菌操作下用注射器抽出水疱内的液体，保留疱皮，无菌敷料覆盖。对于开放性创面，应根据渗液量选择敷料，渗液多时，可选用藻酸盐敷料和泡沫敷料；渗液较少时，可选用水胶体敷料。

（3）Ⅲ、Ⅳ期压力性损伤：Ⅲ、Ⅳ期压力性损伤的处理方法类似，在此一并讨论。Ⅲ、Ⅳ期压力性损伤的创面通常有较多坏死组织覆盖，因此首先需要充分评估创面情况，根据坏死组织的特点选择适合的清创方法，运用蚕食清创方法清除坏死组织，即少量多次清创。根据不同愈合时期渗液的特点选择敷料，维持创面适度的湿润环境，促进肉芽组织生长，同时需要注意保护创面周围皮肤。当创面存在感染或可疑感染时，需要留取分泌物和组织进行细菌培养和药敏实验，根据结果合理选用抗生素。此时，可选用合适的消毒液清洗创面，再用生理盐水清洗干净。Ⅲ、Ⅳ期压力性损伤的创面经常伴有潜行和窦道，需要仔细评估潜行的范围及窦道的深度，并检查是否有瘘管存在。根据潜行和窦道的深度及渗出情况，选用合适的敷料进行填塞和引流，填充敷料要尽量接触到潜行或窦道的基底，同时还要避免填塞过紧。可考虑应用一些辅助治疗措施，如生长因子、负压吸引治疗等，提高难愈性Ⅲ、Ⅳ期压力性损伤的愈合率。经保守治疗无效的Ⅲ期或Ⅳ期压力性损伤者或希望创面更快愈合者，应评估其手术治疗需要，必要时采取外科手术治疗。

（4）不可分期压力性损伤：缺损涉及皮肤全层，但溃疡的实际深度完全被坏死组织和（或）焦痂所掩盖，无法确定，因此需要彻底清除坏死组织和（或）焦痂以暴露创面床。清创方法的选择需要基于患者自身情况（包括疼痛、血管情况及出血风险）、伤口特点、清创者专业水平及安全性方面的考虑，其余处理可以参照Ⅲ、Ⅳ期压力性损伤处理方法。对于下肢严重压力性损伤，清创前期需要进行全面的血管评估，排除动脉供血不足。足跟部稳定的焦痂（干燥、附着紧密、完整且无红肿或波动感）相当于机体天然的生物覆盖物，不建议清创，可暂行保痂治疗。

（5）可疑深部组织损伤：需要加强护理措施，避免局部皮肤继续受压，避免剪切力和摩擦力的发生，密切观察局部皮肤的变化情况。局部皮肤完整时，需要加以保护，可用泡沫敷料减压，也可给予赛肤润液体敷料以改善局部皮肤血运，促进组织修复，避免按摩。如出现水疱，可按Ⅱ期压力性损伤处理。如出现较多坏死组织或暴露深部组织，可按Ⅲ、Ⅳ期压力性损伤处理。

压力性损伤是局部和全身因素综合作用所引起的皮肤组织变性、坏死的病理过程。因此，需要积极预防，一旦发生应采取以局部治疗为主、全身治疗为辅的综合防治措施。医护人员只有充分认识压力性损伤的危害，了解其病因及发展规律，掌握其防治技术，才能有效地做好压力性损伤的防治工作。

4. 健康教育

（1）对于长期卧床患者、脊髓损伤患者、老年人（特别是老年卧床患者）等压力性损伤的高危人群，及时、准确的评估是预防压力性损伤的必要条件，根据评估结果制定合理的护理计划，采取有效的预防措施。此外，患者及其家属的参与也非常重要。因此，对患者及其家属进行健康教育是预防压力性损伤高危人群（尤其是社区的居家患者）发生压力性损伤的关键。

（2）指导患者及其家属定时改变患者的体位。翻身是最简单且有效的预防措施，保持合理的翻身间隔时间可提高护理质量并节约医疗卫生资源。一般情况患者每2小时翻身 1 次，特殊情况应根据患者病情决定翻身次数，翻身时避免拖、拉、拽等动作，减轻局部的压力和摩擦力。指导坐轮椅的患者每隔 15~30 分钟将臀部抬离轮椅 15~30 秒。

（3）根据病情及评估情况，指导患者选择合适的减压装置，如局部减压垫或全身减压的气垫床，并教会患者及其家属正确使用。骨突处可使用泡沫敷料保护。

（4）保护皮肤，避免盲目局部按摩，指导患者及其家属观察患者的皮肤情况，尤其是骨突处受压的皮肤情况。每天清洁皮肤，保持清洁干爽，如有潮湿刺激，及时处理。指导失禁患者正确使用失禁用品，避免皮肤受粪便刺激。此外，指导患者及其家属不要盲目行局部皮肤按摩，尤其是水肿部位及红肿皮肤，以免损伤皮肤。

（5）使患者及家属理解营养对预防压力性损伤的重要性。指导患者进食高热量和高蛋白食物；指导长期鼻饲患者及其家属正确注入营养物质，并说明注入时的注意事项。

（6）嘱患者及其家属一旦发现皮肤出现问题，要及时就诊。

5. 案例分享

（1）基本资料：患者，男，17 岁，因车祸伤致双下肢瘫痪，长期卧床致骶尾部受压引起压力性损伤，大小便失禁，无尿管，既往身体健康，无高血压、糖尿病史，无药物过敏史，无吸烟史。首次就诊时，患者意识清楚，精神可。实验室检查：白蛋白 34 g/L。

（2）整体评估：患者双下肢瘫痪，翻身依从性差；营养差，白蛋白低于正常值；大小便失禁，二便处理不当会污染创面。

（3）创面局部评估：创面位于左臀部，为不可分期压力性损伤，创面大小为 6.5 cm × 5 cm，无潜行及窦道，创面基底为 75% 黑色组织、25% 黄色组织，渗液量中等，为浆液性渗出，周围皮肤有色素沉着，疼痛评分为 0 分（图 4-2-1）。

（4）创面护理：碘伏消毒，生理盐水清洗，擦干创面，黑色痂皮部分用刀片划"#"字后予水凝胶敷料＋泡沫敷料覆盖，促进坏死组织溶解，采取自溶性清创与外科清创相结合的方法清除坏死组织。坏死组织清除干净后，继续使用水凝胶＋泡沫敷料，促进肉芽生长。上皮化时期选用泡沫敷料，保护新生上皮，促进上皮的爬行。换药 2 个月后，创面愈合（图 4-2-4）。换药期间，告知患者及其家属至少每 2 小时翻身 1 次，以左侧卧位和右侧卧位为主，避免创面受压。加强患者营养摄入，鼓励患者多食高蛋白食物，如鸡蛋、牛奶、鱼、瘦肉等。教会患者及其家属大小便管理方法，避免二便处理不当污染创面。

（5）创面处理效果如图 4-2-1—图 4-2-4 所示。

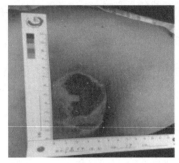
图 4-2-1　接诊时

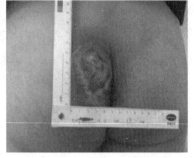
图 4-2-2　伤后 24 天坏死组织部分脱落

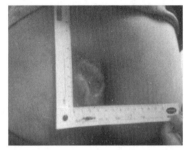
图 4-2-3　伤后 40 天创面部分愈合

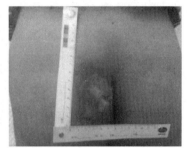
图 4-2-4　伤后 60 天创面基本愈合

（刘廷敏、江艇、黄洁清）

二、糖尿病足

糖尿病足是指糖尿病患者由于合并神经病变及各种不同程度血管病变而发生下肢感染、溃疡和（或）深部组织破坏，是导致糖尿病患者截肢甚至死亡的主要原因之一。糖尿病患者发生足坏死的概率是非糖尿病患者的 17 倍，约占截肢患者的 66%。糖尿病患者如发生足坏死，仅靠治疗是不够的，必须在患者患病初期保证良好的预防与护理，这是保证治疗的重要措施，也是减少糖尿病患者致残、致死率并提高其生活质量的关键。

1. 病因

（1）糖尿病慢性血管病变：糖尿病患者由于长期受到高血糖的影响，容易出现血液高凝状态，下肢血管硬化，血管壁增厚，血管弹性下降，容易形成血栓并集结成斑块，从而造成下肢血管闭塞，下肢灌流量减少，肢端血液循环障碍，局部组织缺氧，营养成分供给不足，最终引发组织病变。足离心脏最远，闭塞现象最严重，可发生水肿、发黑、糜烂、坏死，形成坏疽。

（2）糖尿病神经病变：并发性神经病变会导致肢体末梢的保护性感觉减弱或丧失、足部生物力学发生改变等，极易引起机械或温度的损伤；自主神经病变引发的汗液分泌障碍可使皮肤韧性降低，导致皮肤干燥、皲裂、感染。

2. 临床特征

（1）下肢皮肤瘙痒，干而无汗，足部肌肉营养不良、萎缩，易出现韧带损伤、骨质破坏、趾甲萎缩，易发生病理性骨折。

（2）外周血管病变者，肢端冰冷，皮肤苍白或青紫，水肿，小腿抽筋、疼痛，行走时疼痛加重，足部动脉搏动减弱或消失。

（3）外周神经病变者多存在足部变形，如弓形足、爪形趾、锤状趾、夏科关节等，足底受压处常有胼胝形成。患者肢端感觉异常，如疼痛、灼热、针刺、麻木、感觉迟钝或丧失等。

（4）溃疡深浅、大小不一致，可有水疱、浅表溃疡，也可有深度溃疡累及肌腱，甚至深达骨面。易合并感染，溃疡坏死创面久久不愈，肌腱、韧带、骨质可发生坏死，严重时会出现坏疽，需要截肢。

3. 糖尿病足分级系统

糖尿病足的评估必须是综合性、全身性的，应确定可能引起溃疡的参数及影响溃疡愈合的因素。其中，最关键的是评估血流灌注（缺血）、感染（或骨髓炎）和神经病变情况（表 4-2-1）。

表 4-2-1　糖尿病足的评估项目

项目	内容
皮肤 / 溃疡	描述、深度、位置、分类
感染	革兰染色、培养、X 线片、扫描
血供	脉搏、颜色、皮温、多普勒、经皮氧分压
神经	感觉分布、导丝测量
畸形	畸形、关节活动度、挛缩
病因学	机械性、外伤、化学性

糖尿病足的适当分级是建立在全面检查及鉴定基础上的。分级是糖尿病足治疗的第一步，分级有助于治疗并对可能出现的结果进行预判。目前有多种有关糖尿病足的分级系统，如 Wagner 分级系统、Texas 分级系统、PEDIS 分级系统、DUSS 分级系统、S（AD）

SAD 分级系统等，下面简单介绍一下各种糖尿病足分级系统的特点。

（1）Wagner 分级系统：该分级系统首先由梅吉特（Meggitt）于 1976 年提出，随后 1981 年瓦格纳（Wagner）在此基础上进行改良并加以推广。Wagner 分级系统是目前最经典的糖尿病足分级方法（表 4-2-2）。

表 4-2-2　Wagner 分级系统

分级	临床表现
0 级	有发生足溃疡的危险因素，目前无溃疡
1 级	表浅溃疡，无感染
2 级	较深溃疡，可深及肌腱、骨骼或关节囊，常合并软组织炎，无脓肿或骨的感染
3 级	深部溃疡，有脓肿或骨髓炎
4 级	局限性坏疽（趾、足跟或前足背）
5 级	全足坏疽或至少行膝下截肢的坏疽

Wagner 分级系统共 6 级，0 级、1 级、2 级只涉及溃疡深度，3 级提到感染，4 级、5 级提到缺血和组织坏死。Wagner 分级系统虽然是最常用的糖尿病足分级方法，但仅在 3 级提到感染，仅在 4、5 级提到坏疽这个缺血最严重的表现，并非基于糖尿病足的自然病程而设计。鲁恩（Roon）等对 100 个患者做了 1 年的前瞻性研究后发现，分级越低非手术治疗效果越好，分级越高截肢可能性越大。

（2）Texas 分级系统：1996 年，美国德克萨斯大学圣安东尼奥分校（The University of Texas at San Antonio，UTSA）的拉维里（Lavery）等认为 Wagner 分级系统的重点是溃疡深度，没有很好地描述感染和缺血，因此提出 Texas 分类系统（表 4-2-3）。

表 4-2-3 Texas 分级系统

分级	特点	分期	特点
0 级	溃疡史	A 级	无感染和缺血
1 级	表浅溃疡	B 级	有感染
2 级	溃疡深及肌腱	C 级	有缺血
3 级	溃疡深及骨骼、关节	D 级	感染和缺血并存

4. 糖尿病足感染

足部感染是糖尿病患者住院治疗的主要原因之一，也是导致患者被迫截肢的重要原因。感染一般分为两大类，即有截肢危险的感染和无截肢危险的感染。这种分类可反映感染的严重程度，并指导随后的治疗及评判预后。

（1）糖尿病足感染评估。

①必须获得有针对性的病史及体格检查，需要进行完整的系统性评价。

②既往病史的评价必须包括患者的神经系统、心血管系统、肾功能和皮肤状态，过去使用的抗生素，目前仍在使用的药物。

③有周围神经病变者，疼痛应被考虑为不可靠症状。

④询问患者有关目前病灶处或其他位置的既往溃疡、感染、外伤和手术史。

⑤糖尿病足患者的全身症状（如恶心、不适、疲乏、呕吐、发热、寒战等）往往是重要的临床线索，不容忽视。

⑥损伤和感染病史应包括起病情况、持续时间、感染前该区域的表现。此外，溃疡的深度和大小、引流液的量、肿胀程度、颜色、气味、感染的程度及范围都必须被评价。

⑦对于尚未发生临床感染或无炎症反应的神经病变性溃疡患者，抗生素治疗的应用仍然处于争论中。因此，对于这些病例，创面细菌培养也许是不必要的。

⑧如果怀疑存在骨髓炎，需要进行骨组织培养，有助于确定诊断并分离出真正的病原菌。

⑨术中冷冻切片检查是评价深部感染的有效方法。当每个高倍视野内白细胞多于5~10 个时，提示存在急性感染。

⑩糖尿病足感染常有多重感染的可能，葡萄球菌和链球菌仍是引起感染的最主要病原菌。

⑪影像学检查对糖尿病足感染的全面评价很重要。

（2）糖尿病足感染分级：2004 年，美国感染病学会（Infectious Diseases Society of America，IDSA）将糖尿病足感染定义为糖尿病患者踝以下任何部位的感染，包括甲沟炎、蜂窝织炎、肌炎、脓肿、坏死性筋膜炎、化脓性关节炎、肌腱炎、骨髓炎。

糖尿病足感染的 IDSA 分级如下。

①轻度：具备以下两个或以上感染症状或体征，即化脓、红肿、疼痛、感觉过敏、皮温升高、结节，溃疡周围蜂窝织炎 / 红肿 ≤ 2 cm，皮肤或浅表皮下组织感染，无其他局部或全身并发症。

②中度：一般状况良好，代谢系统功能正常，具备以下一个或以上感染症状或体征，即蜂窝织炎 > 2 cm，有淋巴管炎，广泛的浅筋膜下、深部组织（包括肌肉、肌腱、关节、

骨组织）出现脓肿、坏疽。

③重度：具备全身性感染中毒症状或代谢功能紊乱，如发热、寒战、心动过速、低血压、意识模糊、呕吐、白细胞增多、酸中毒、严重高血糖、氮质血症。

5. 治疗原则

（1）控制血糖是关键：患者应进行充分的血糖控制，糖化血红蛋白（glycosylated hemoglobin，HbAlc）< 7%，同时尽可能减少低血糖的发生以降低足溃疡和感染的发生率，从而降低截肢风险。

（2）定期医院检查。

①足部形态：X 线检查或核磁共振。

②感觉功能：针刺、音叉、尼龙丝及棉絮检查等。

③运动功能：神经电生理检查。

④自主功能：皮肤温度测定、定量发汗实验。

⑤血管状态：非创伤性多普勒超声检查、经皮氧分压测定、血管超声、数字减影血管造影（digital substraction angiography，DSA）。

（3）去除或纠正危险因素：每天检查双脚，严格戒烟，避免赤脚走路，趾甲勿过长或过短，勿自行弄破水疱，选择合适的鞋袜，适度规律运动，酌情选择减压鞋等。真菌感染者可使用抗真菌软膏。

（4）糖尿病足的治疗。

①控制血糖、血脂、血压，戒烟，改善全身营养不良状态，纠正水肿。

②处理周围神经病变，扩张血管，改善微循环。

③血管搭桥、支架植入，截肢。

④干细胞移植或超声消融。

⑤溃疡的处理。

6. 健康教育

（1）饮食指导：多食优质蛋白质，少食高胆固醇、高脂肪的食物。每天进餐时间及食量应有规律性和稳定性，三餐按照 1 : 2 : 2 来分配。饮食清淡，尽量不食腌制、煎炸的食物，用粗粮代替细粮，可食少量水果。

（2）应尽量少饮酒，少数服用某些磺酰脲类降糖药（如氯磺丙脲、甲苯磺丁脲）者饮酒后易出现低血糖，特别是注射胰岛素或服用大剂量口服降糖药者。

（3）肥胖者应通过控制饮食来减轻体重，随时监测血糖的变化，及时调整药物及胰岛素的剂量。

（4）遵医嘱口服降糖药或注射胰岛素，定时监测血糖，将血糖控制在正常范围内，即空腹血糖＜ 7.0 mmol/L，餐后 2 小时血糖＜ 10.0 mmol/L。

（5）自我检查：每天观察足部有无细小外伤（如擦伤、抓伤）、破损或感染迹象，是否干燥、皲裂，是否有水疱，皮肤温度和颜色有无异常，趾甲有无鸡眼、足癣，足部动脉搏动有无异常。重点检查足部变形部位（如足趾、足底）。

（6）足部的日常护理。

①保持足部的清洁，每天用温水洗脚，水温低于 37 ℃，泡脚时间最好不要超过 10 分钟，使用中性肥皂。洗完后用柔软的浅色毛巾擦干足趾间的水分，并检查有无出血或渗液。

②双足涂润肤霜，保持皮肤柔润；注意不要将润肤霜涂抹于足趾间或溃疡创面。足出汗较多者，足趾间以纱布隔开，保持干爽。按摩下肢、足部时，动作轻柔，避免搓、捏等易造成损伤的动作。

③冬天防止冻伤、烫伤；夏天防止蚊虫叮咬引起蜂窝织炎。

④修剪趾甲：应用指甲刀，勿用剪刀。不剪得过深，挫圆边角尖锐部分；嵌入性指甲或鹰爪指甲切勿自行处理。不到公共浴室修脚，禁止乱用药或用手撕皮，可用软刷擦洗足趾，也可用砂纸、浮石擦掉死皮。

⑤选择正确的运动方法，改善肢端血液循环；运动后仔细检查足部有无红肿或受压的痕迹。

⑥足部有坏疽、急性溃疡合并感染、严重神经病变者，应卧床休息。严重足跟皲裂者，可使用含尿素的特殊皲裂霜。不可自行处理创面，出现任何异常症状应及时就医，如水疱、陷甲、足癣、甲沟炎、鸡眼、胼胝、皮肤破损等。

（7）穿鞋、袜的注意事项。

①选择合适的鞋：穿鞋前，要检查鞋内是否有异物，不赤脚穿鞋，不穿足趾外露的凉鞋，禁穿尖头鞋、高跟鞋、过紧或毛边的鞋子。

②选择合适的袜：选择吸水性、透气性好的白色或浅色的棉袜、毛袜。

（8）改变生活习惯：戒烟，戒酒，避免两腿交叉于膝盖上而坐。

（9）心理护理：糖尿病足患者可能出现精神紧张、焦虑、心烦等不良情绪，从而影响正常工作和生活。

7. 案例分享

（1）基本资料：患者，女，85岁，身高160 cm，体重68 kg，体重指数（body mass index，BMI）26.5 kg/m²，2型糖尿病，糖尿病足 Wagner 3级，血糖高6年，左足皮肤破溃3个月，右足皮肤破溃1个月，于2018年10月10日来我院就诊。

（2）整体评估。

①患者意识清楚，精神可。创面持续时间1月余，有坏死组织，微循环障碍，营养差，白蛋白低于正常值，血糖7.8 mmol/L。

②使用药物：门冬胰岛素 + 甘精胰岛素，替考拉宁 + 头孢哌酮钠舒巴坦纳。

③下肢血管超声：双侧股动脉、腘动脉、胫前动脉、胫后动脉、足背动脉斑块形成。双足磁共振：左侧胫骨下端、左足第一趾骨远端及右足第二中节趾骨远端小囊性灶；双足诸骨骨质增生，左跟部下骨刺形成；右踝内侧、双足底及足趾局部软组织肿胀。踝肱指数（ankle brachial index，ABI）结果为左足1.03，右足1.01。

④创面分泌物细菌培养：大肠埃希菌、鲍曼不动杆菌。

⑤实验室检验：糖化血红蛋白11.4%，白蛋白31.10 g/L。

（3）创面局部评估：创面位于左足第一二趾缝，糖尿病足 Wagner 3级，创面大小为6.5 cm × 3.5 cm，无潜行或窦道，创面基底组织为100%黄色组织，少量渗液，淡黄色浆液性，无异味，边缘界限清晰，周围皮肤红肿，疼痛评分为5分（图4-2-5）。

（4）创面护理：碘伏消毒，生理盐水清洗，擦干创面，坏死组织予含银敷料 + 无定形水凝胶，泡沫敷料覆盖，促进坏死组织溶解，采取自溶性清创与外科清创相结合的方法清除坏死组织。坏死组织清除干净后创面为100%红色组织（图4-2-6），予造血干

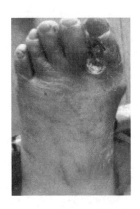
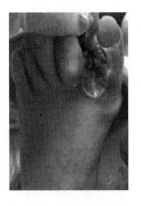

图4-2-5　接诊时，予含银敷料 + 无定形水凝胶

图4-2-6　换药1周，予造血干细胞凝胶促进肉芽生长及皮肤爬行

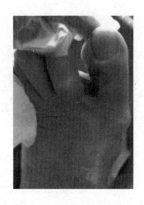 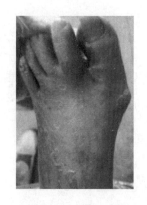

图 4-2-7　换药 3 周，创面上皮化　　图 4-2-8　换药 1 月余，创面基本愈合

细胞凝胶促进肉芽生长及皮肤爬行。上皮化时期选用泡沫敷料保护新生上皮，促进上皮的爬行（图 4-2-7）。换药 1 月余，创面基本愈合（图 4-2-8）。换药期间告知患者适当运动，控制体重、血糖，休息时抬高患肢。加强患者营养摄入，鼓励患者多食优质高蛋白，如鸡蛋、牛奶、鱼、瘦肉等。遵医嘱服药，教会患者自己检测血糖，按餐进食。

（5）创面处理效果如图 4-2-5—图 4-2-8 所示。

（吴燕仪、刘春梅、黄洁清）

三、下肢动静脉溃疡

（一）下肢静脉性溃疡

1. 病因

（1）下肢静脉高压：是慢性静脉性疾病的主要病理生理改变。下肢静脉性溃疡是静脉高压终末期的结果。下肢静脉高压对下肢组织的病理改变是整体的，包括神经、骨骼、肌肉、结缔组织。

（2）慢性静脉功能不全：是静脉性溃疡最常见的发病机制。下肢静脉高压时，深静脉血流会通过功能不全的交通静脉逆流进入浅静脉，引起小腿浅静脉曲张、瘀血、组织缺氧，导致相应的皮肤营养障碍性改变，同时不可避免地继发、加重静脉穿支瓣膜不全，造成由深到浅的高压静脉反流。

（3）深浅交通支静脉关闭不全：持续的静脉高压使血流阻力增加，引起静脉功能不全，导致局部代谢障碍。初期只是足部或踝部肿胀，但若不及时治疗，则会加剧瓣膜损坏，使整个小腿肿胀，导致组织缺氧，这是引起静脉溃疡的主要原因。

（4）腓肠肌泵功能不全：腓肠肌泵功能受小腿肌肉收缩力、前负荷及后负荷的影响。毛细血管床的损害使腓肠肌泵功能减退。患者的下肢肌肉失去活动能力，会对静脉回流造成阻碍。静脉功能不全与腓肠肌泵功能衰退并存时，静脉溃疡发生率明显增高，溃疡的严重程度与肌泵功能衰退直接有关，溃疡的愈合与肌泵功能改善有关。腓肠肌的肌泵功能不全使下肢静脉压升高，破坏交通静脉瓣膜，导致浅静脉曲张、肢体瘀血、组织缺氧，最终引起静脉溃疡。

（5）血流动力学改变：高压性血液反流和腓肠肌泵衰竭是下肢静脉溃疡的主要原因，此外，孤立浅静脉瓣膜不全也可造成静脉溃疡，但多数静脉溃疡是多系静脉瓣膜功能不全的结果。

2. 临床特征

（1）水肿：是最早出现的症状，以踝部和小腿最明显，通常不累及足，抬高患肢可使水肿减轻或完全消退。当皮下组织出现纤维性改变或炎症，水肿可表现为非凹陷性水肿。

（2）浅静脉曲张或扩张：是最常见的症状，主要表现为大隐静脉及其属支的曲张性病变，初发部位多见于小腿内侧，可伴有内踝区小静脉扩张、隆起、迂曲。久站或月经期曲张静脉更为明显，妊娠期可加重。病情进展可累及整个隐静脉系统。

（3）疼痛：是常见的症状，分为间歇性疼痛、体位性疼痛、持续性疼痛。

①间歇性疼痛：是指静脉功能不全者步行时可能出现的小腿疼痛，迫使患者止步，休息片刻后疼痛缓解，表现为沉重、乏力、胀痛、钝痛、痉挛痛或锐痛。

②体位性疼痛：患肢下垂使瘀血加重而诱发或加重肿胀，出现体位性疼痛，抬高患肢或压力治疗后疼痛缓解。

③持续性静息痛：持续性胀痛，伴有肢体肿胀、静脉曲张等，抬高患肢可减轻症状。静脉性溃疡周围炎及活动性溃疡会激惹邻近感觉神经，引起持续性疼痛。

（4）小腿下段皮肤营养性障碍改变。

①皮肤脂质硬皮病：多发于足靴区，尤其是踝部内侧，其次是外踝和足背区，严重时可波及小腿下段甚至整个小腿。

②白色萎缩：毛细血管供血障碍会使局部皮色苍白，通常见于溃疡愈合后的区域，周围皮肤有明显的色素沉着及扩张的毛细血管。

③湿疹：局部皮肤变薄、干燥。

④静脉性溃疡：溃疡 80% 位于小腿下 1/3 内侧足靴区且较难愈合。初期溃疡浅，类圆形，单个或多个，大小各异，经久不愈或很快复发，少数甚至发生癌变，溃疡表面大量黄色坏死组织或暗红色肉芽组织，底部常被湿润的肉芽组织覆盖，呈现粉红色易出血，溃疡面渗出多，边界不清，周围皮肤色素沉着伴硬皮样改变，溃疡愈合缓慢且易复发。

⑤皮肤温度和色泽改变：正常皮肤温暖，呈淡红色，皮色暗红伴有皮温轻度升高是静脉瘀血的征象。

3. 治疗原则

（1）改变生活方式：平卧时抬高患肢，踝关节和小腿的规律运动可增加下肢静脉回流，缓解静脉高压。

（2）压力治疗：是静脉性溃疡最基本的治疗手段，包括弹力袜、弹力绷带、充气加压治疗等。通过梯度压力对肢体加压，促进静脉回流，缓解肢体瘀血状态。严重心衰、下肢动脉闭塞者禁止使用压力治疗。

（3）药物治疗：处于慢性静脉疾病各个阶段的患者都需要进行药物治疗。药物治疗能有效减轻患者的临床症状和体征，在静脉性溃疡的不同阶段具有不同的治疗意义，如静脉活性药物、纤维蛋白分解药物、前列腺素 E_1、己酮可可碱、活血化瘀中药、非甾体抗炎药物等。

（4）硬化剂治疗：是指将化学药物注入曲张静脉，使静脉发生无菌性炎症继而发生纤维性闭塞，达到使曲张静脉萎陷的效果，目前多采用泡沫硬化剂疗法。泡沫硬化剂疗法可用于治疗慢性静脉疾病 C1—C6 级，5 年以上的临床有效率超过 80%。

（5）手术治疗：目前多采用一期大隐静脉高位结扎加剥脱术，并结扎小腿交通静脉，尤其是溃疡底部的交通静脉，同时做溃疡清创。可根据术前辅助检查结果，决定是否行深静脉瓣膜修复术。Ⅰ期或Ⅱ期行游离植皮，应根据创面情况而定。可在溃疡周边做深层交叉缝合，利于溃疡愈合。应根据患者病情，有针对性地制订个体化手术方案。

4. 健康教育

（1）心理指导：患者常因溃疡迁延不愈，对治疗失去信心，所以应充分评估患者的心理状态，了解患者真正的心理需求，给予针对性的心理护理及支持，关心并安慰患者，让患者保持愉快的心情，减轻心理负担，鼓励患者树立战胜疾病的信心。

（2）饮食指导：根据患者营养评估，指导患者健康饮食，多食富含营养且容易消化的清淡食品，养成高维生素、高蛋白、高热量、低脂的饮食习惯，戒烟，戒酒，忌辛辣刺激性食物。叶酸及锌含量高的食物可促进创面愈合，如马铃薯、茄子、南瓜、萝卜、白菜、肉类、肝、蛋等。

（3）出院健康指导：告知患者压力疗法是保守性治疗静脉溃疡的最佳方法，还可预防静脉性溃疡的复发，减轻淋巴性水肿。压力疗法需要长期穿戴弹力袜，定时更换。嘱患者保护下肢，避免损伤，穿舒适的鞋袜；不活动时，需要抬高下肢，高于心脏水平；保持皮肤的清洁、滋润，防止干燥。指导患者进行腓肠肌收缩运动，促进静脉回流。

5. 案例分享

（1）基本资料：患者，男，体重 65 kg，身高 170 cm，左下肢内侧三处皮肤溃疡。左下肢静脉彩超示：左髂外静脉下段血栓形成。血管增强 CT 示：盆前壁、双侧腹股沟区、盆腔、左侧大腿根部软组织内可见明显增多迂曲血管影。于当地医院进行局部换药及口服药物，治疗效果不明显。患者有吸烟史 6 年，已戒。

（2）整体评估：患者下肢血运障碍，彩超及增强 CT 提示左下肢血栓及静脉曲张。

（3）创面局部评估：创面位于左下肢内侧，创面从上到下的面积依次为 1.5 cm×1.5 cm、5.5 cm×4.3 cm、1.6 cm×1.4 cm，创面基底组织为 100% 暗红色肉芽，轻度水肿，少量红色渗液，无特殊气味，创面周围皮肤干燥，色素沉着明显，轻度肿胀，疼痛评分为 5 分（图 4-2-9）。

（4）创面护理：碘伏消毒，生理盐水清洗创面，选用高渗盐敷料 + 纱布 + 弹力绷带包扎固定（图 4-2-10）。换药 2 次后，肉芽无明显改变，改用银离子敷料 + 纱布 + 弹力绷带固定（图 4-2-11、图 4-2-12）；上皮爬行期选用泡沫敷料，保护并促进上皮的爬行（图 4-2-13）。换药时，可在创面周围皮肤涂润肤剂，防止创面周围皮肤过度干燥、角化。换药周期为 16 天，创面基本痊愈（图 4-2-14）。

（5）创面处理效果如图 4-2-9—图 4-2-14 所示。

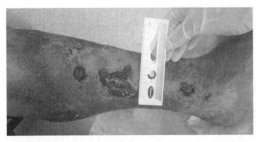

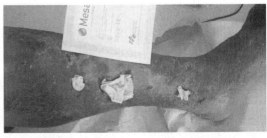

图 4-2-9　首次就诊　　　　　　　　　图 4-2-10　使用高渗盐敷料

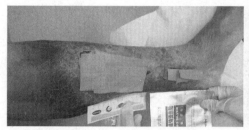

图 4-2-11　使用银离子敷料

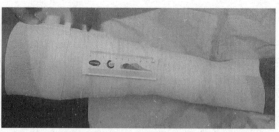

图 4-2-12　纱布 + 弹力绷带包扎固定

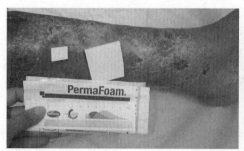

图 4-2-13　使用泡沫敷料

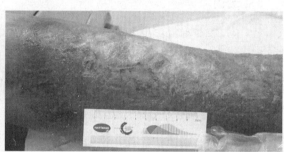

图 4-2-14　创面基本愈合

（二）下肢动脉性溃疡

1. 病因

下肢动脉性溃疡是指动脉性病变引起周围小动脉狭窄或闭塞及动脉粥样硬化所致的血管狭窄，血液无法顺利循环至双腿下段，引起下肢缺氧，机体局部组织缺血，皮肤破溃，导致运动功能障碍，出现静息痛，溃疡严重时可引起肢端坏死。下肢动脉性溃疡属于外周动脉血管梗阻性疾病，其原理与心肌缺氧相同，只是病变的部位不同。

2. 临床特征

（1）无症状性下肢动脉性疾病：大部分下肢动脉性疾病患者没有缺血症状，即没有典型的间歇性跛行症状，但这类患者通常存在下肢功能不全或下降，并且发生心血管缺血事件的危险增加。

（2）间歇性跛行：30%~40% 的下肢动脉性疾病患者可出现典型的间歇性跛行，表现为步行一段距离后出现一侧或双侧下肢酸胀、乏力、烧灼感、痉挛或疼痛，休息后可缓解，但随着病情进一步加重，即使休息状态也可出现肢端明显缺血的症状。

（3）严重肢体缺血：是指严重的肢体灌注不足引起长期的缺血性静息痛、溃疡和坏疽。患者通常表现为肢体静息痛，可能有营养性皮肤改变、组织坏死。患者的不适感通常在卧位时加剧，在肢体下垂时减轻。

（4）急性肢体缺血：无脉、苍白、麻木、运动障碍和厥冷是急性肢体缺血的典型特征表现。缺血早期皮肤苍白，但随时间推移，皮肤常表现为发绀。

（5）外周动脉疾病的临床分级：以 Fontaine 分级最为常用（表 4-2-4）。

表 4-2-4　外周动脉疾病的 Fontaine 分级

分级	临床表现
Ⅰ级	无症状
Ⅱ级	间歇跛行
Ⅲ级	轻度间歇跛行（绝对跛行距离 > 200 m）
Ⅳ级	中到重度间歇跛行（绝对跛行距离 ≤ 200 m）
Ⅴ级	缺血性下肢静息痛或夜间痛
Ⅵ级	溃疡、坏死或坏疽

3. 治疗原则

对动脉性溃疡而言，血液循环非常重要，血管流通是创面痊愈的首要条件。因此，需要进行血管重整手术，否则溃疡极难愈合，甚至日趋恶化。除了溃疡，患者的下肢也会非常疼痛，通过外科手术解决下肢动脉阻塞是首要治疗原则。恢复动脉血管血流通畅是治疗动脉性溃疡的先决条件。

4. 健康教育

（1）规范性、逐渐性运动可促进下肢产生并行性血流现象，适当地进行足部的功能锻炼，维持并恢复足部功能。

（2）吸烟会减少全身性血流，因此患者应避免吸烟以恢复足够血流供应。

（3）戒酒。

（4）控制体重。

（5）足部护理。

①定期检查下肢及足部，若有新溃疡，应及时就诊。避免坐时交叉下肢，以免影响血液循环。

②避免双足浸冷水或热水，防止损伤。每天用温水泡脚，同时用毛巾拭干足部及足趾，可涂凡士林油或皮肤润滑乳按摩足底，避免皮肤干燥，但润滑乳不建议用在足趾间。

③活动时尽量穿棉袜及舒适的鞋子，勿穿凉鞋或拖鞋，保护足底，避免足部受压、

损伤。

④指甲修剪以平型为宜。

⑤预防因反复压力造成的损伤，可使用具有缓冲压力作用的鞋垫。定期复诊，检查足部。护理人员应指导患者在下肢容易受压处或骨突处采取保护措施。

⑥若疼痛加剧或创面周围红肿，应立即就医，遵医嘱服用抗生素。

5. 案例分享

（1）基本资料：患者，男，56 岁，左下肢股动脉栓塞，左足第 4、5 趾坏疽，糖尿病史 5 年，血糖控制良好，吸烟史 20 年，无高血压。

（2）整体评估：左下肢股动脉栓塞，糖尿病史 5 年，吸烟史 20 年。

（3）创面局部评估：创面位于左足第 4、5 趾，干性坏疽，周围皮肤干燥，疼痛评分为 3 分（图 4-2-15）。

（4）创面护理：早期换药的同时行血管再通术，血管再通后行第 4、5 趾截趾清创术，局部予银离子敷料抗感染，待感染控制后予水凝胶 + 泡沫敷料促进肉芽生长，肉芽填满创面床后予水胶体敷料保护新生上皮并促进上皮爬行。换药过程中告知患者戒烟，监测血糖值，如血糖控制不好需要前往内分泌科就诊。

（5）创面处理效果如图 4-2-15—图 4-2-19 所示。

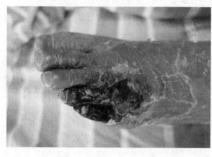
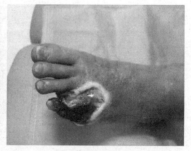

图 4-2-15　第 4、5 趾干性坏疽　　　　图 4-2-16　血管再通术后

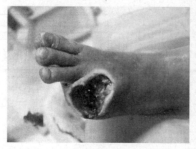
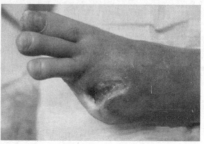

图 4-2-17　第 4、5 趾截趾清创术后　　图 4-2-18　创面肉芽组织覆盖上皮化

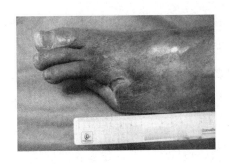

图 4-2-19 创面基本愈合

（陈翰熙、江艇、黄洁清）

四、恶性肿瘤创面

恶性肿瘤创面（malignant fungating wounds，MFWs）是指原发性或转移性恶性肿瘤浸润所致的皮肤损伤，累及周围组织、血管及淋巴管，可发生于身体的任何部位。据统计，恶性肿瘤创面的发生率在肿瘤患者中占 5%~10%（通常为晚期肿瘤患者），是癌症致命的并发症。

1. 病因

恶性肿瘤创面进展迅速，最初的表现取决于是局部肿瘤浸润还是原发肿瘤转移（扩散）到皮肤表面。前者表现为炎症伴硬化、发红或压痛；后者表现为皮肤可见明显的结节，其大小、颜色和平滑度各不相同，通常无痛，可固定在皮肤组织以下。肿瘤扩散并延伸到皮肤表面以上时，会发生进一步的组织破坏，创面呈糜烂/溃疡样外观，或呈真菌/花椰菜样外观，或两者兼有。这种创面会干扰组织的氧合、淋巴引流和血运（维持组织的健康状态），组织缺氧会导致局部细胞缺氧甚至死亡。创面的颜色从苍白到粉红色不等，组织非常脆弱（容易撕裂、破碎或出血），可能出现坏死（坏死细胞或组织）。创面周围的皮肤容易被浸渍，非常脆弱（由于长时间暴露在潮湿环境中，皮肤会变得柔软、易破）。

2. 临床特征

恶性肿瘤创面患者最常见的症状包括恶臭、渗液、出血、疼痛、周围皮肤受损、周围皮肤瘙痒，这些症状会使患者感到苦恼、不适、厌食、悲伤、孤独、社会隔离等，给患者及其家属的工作、家庭、生活带来了严重的影响。

（1）大量渗液：恶性肿瘤创面往往会产生大量渗液，这可能与肿瘤细胞分泌血管通透性因子、炎症过程，以及细菌蛋白酶对组织的分解代谢相关。渗液成分包括水、电解质、营养素、与炎症过程有关的生长因子、酶、白细胞等。渗液量多时，每天可产生高达 1 L 的渗出物，使患者换药的频率增加，也使患者产生厌烦、孤立等心理问题。医护人员应根据创面渗液程度的不同、创面特征（愈合阶段、创面位置、创面形状）等选择不同类型的敷料，轻度渗液选择脂质水胶体敷料、泡沫敷料，中度渗液选择聚氨酯泡沫、亲水性纤维藻酸盐敷料，重度渗液选择超吸收性敷料，或将藻酸盐 / 亲水性纤维与超吸收有机硅黏合剂结合使用。必要时可使用引流袋收集引流液，以保护创面周围的皮肤，但应慎用，防止引流袋摩擦创面引起出血。

（2）出血：肿瘤细胞侵蚀血管，局部刺激血管内皮生长因子，成纤维细胞活性降低，持续形成较大血管血栓，影响胶原基质形成。血小板减少症、弥散性血管内凝血、营养不良、创面护理技巧欠佳等可进一步增加出血风险。持续性大量出血会威胁患者的生命。因此，必须谨慎清创；结合恶性肿瘤创面的特征谨慎选择合适的敷料，渗液少时选择无吸水性或吸水性弱的敷料，防止去除敷料时引起出血；根据创面的位置选择纱布、棉垫等保护创面，防止碰撞出血。若有轻微出血，可用藻酸盐敷料，用棉签按压 10~15 分钟，切勿过度用力；若出血不止或出血严重，紧急情况下可在创面上使用浓度为 1 ： 1000 的肾上腺素，同时进行抗凝血治疗。

（3）恶臭：恶性肿瘤创面的坏死组织易受各种杂菌及微生物的感染，这些杂菌及微生物在创面内繁殖并分解坏死组织，产生大量带有腐败味、恶臭的气体，敷料饱和、瘘管可加重臭味。建议使用活性炭敷料、姜黄素软膏、含银敷料、蜂蜜敷料、绿茶敷料、甲硝唑等去除坏死组织产生的气味。此外，还可使用环境清除剂（如猫砂、活性炭、房间除臭器、芳香剂、精油、干燥鼠尾草、葡萄醋）吸收周围环境的气味，保持空气清新。

（4）疼痛：疼痛原因包括伤害性疼痛，如创面护理技巧欠缺（如敷料管理不当、创面清洁技巧不佳等）导致的疼痛；神经性疼痛，即肿瘤本身压迫到神经或血管，毛细血管和淋巴引流受损引起肿胀，神经末梢暴露；情绪性疼痛，与紧张、忧虑、抑郁有关。长期严重的疼痛会影响患者休息，使患者疲惫不堪。因此，管理疼痛是创面护理的重点，避免在清洁创面时造成疼痛，建议进行冲洗而不是擦拭；应使创面保持在潮湿环境中，这不仅会降低敷料的黏附性，还能保护暴露的神经末梢。研究指出局部使用阿片类药物是安全的，因为使用剂量较低，且局部用药时全身吸收最小，远低于毒性水平，但应在医师指导下使用。

（5）周围皮肤受损：大量渗液可使周围皮肤产生发红、水疱、破皮等情况。渗液导致皮肤损伤时，应使用合适的皮肤保护剂，如 3M 液体敷料。在创面护理过程中，预防皮肤损伤是关键性措施，即加强渗液的管理，减少渗液浸渍创面周围皮肤，使用硅胶带固定敷料，使用黏胶去除剂防止皮肤剥脱。

（6）瘙痒：恶性肿瘤创面出现皮肤瘙痒的原因多种多样，主要是皮肤牵拉刺激神经末梢所致，也可能由于皮肤脱水、胆汁淤积、尿毒症、血小板增多症、组胺过量等。为缓解瘙痒症状，可采取以下措施：经皮电神经刺激疗法刺激神经，给大脑传递无痛苦的信息，同时启动内啡肽的释放；使用保持皮肤水分的敷料，如水凝胶敷料；清洁瘙痒的皮肤，更换引起瘙痒的衣服和床单；使用药物，如薄荷乳膏（仅适用于完整皮肤）、帕罗西汀、炉甘石、辣椒素、局部麻醉剂、全身糖皮质激素、H- 受体拮抗剂、抗惊厥药等。

此外，创面感染是致病菌繁殖引起的宿主反应，常与恶臭、渗出物、疼痛、出血及创面周围红斑有关。全身性感染包括局部感染的征象和症状，可伴有发热、体温过低、心动过速和（或）呼吸急促。免疫功能受损或患有感觉 / 运动神经病者的症状可能会发生改变。如果认为创面可能存在感染，应将创面拭子送至微生物室进行培养和敏感性试验，根据结果使用抗菌药物。

3. 治疗原则

恶性肿瘤创面通常不能达到治愈，只能通过姑息治疗控制创面相关症状。需要对恶性肿瘤创面进行病因治疗，如化疗、放疗、靶向、激素、手术等全身治疗，缩小肿瘤，减轻相关症状，同时对创面进行局部换药。在姑息护理中，应给予患者及其家属生理、心理和社会支持，以提高患者的生活质量。

4. 健康教育

（1）疾病相关知识：鼓励患者积极治疗原发病，告知患者相关注意事项，包括化疗、放疗引起的不良反应，如恶心、呕吐、乏力、放射性皮炎等，同时给予心理和社会支持。

（2）创面相关知识。

①症状管理：预防创面出血，时刻注意创面，防止按压、挤压、碰撞创面，切勿在创面疼痛或瘙痒时触碰创面。当发生点状渗血时，紧急情况下应给予棉签按压 10~15 分钟，不可用力，以止住血的力度为宜，同时立即就医，防止出血过多引起贫血、休克等状况。管理渗液和气味，当创面渗液过多和（或）有气味时，及时更换外层敷料，防止衣物浸湿，及时就诊换药，去除坏死组织，防止细菌滋生。正确处理疼痛，轻微疼痛时，可做自己

喜欢的事以转移注意力；若疼痛已影响日常生活和休息，应及时就诊，遵医嘱用药。

②心理护理：医护人员及患者家属应深入与患者沟通交流，减少患者的负面情绪，尽量降低心理因素对治疗效果的影响。医护人员应对患者家属进行心理护理相关指导。在患者与病魔抗争过程中，家属应鼓励患者与疾病作抗争，通过语言交流、肢体接触、心理暗示等方法缓解患者的身心痛苦，使患者坚定与疾病抗争的信念，进而积极配合治疗与护理，达到更为理想的临床治疗与护理效果。

5. 案例分享

（1）基本资料：患者，女，38岁，2015年12月体检时发现左乳肿块，一直采用中医药治疗，2016年5月左乳腺癌溃烂，右乳发现肿块，2017年6月因双乳皮肤溃烂、大量出血，至我院乳腺内科就诊，无结核、高血压、糖尿病等疾病史。

（2）整体评估：患者精神状态差，睡眠差，食欲不振，日常生活完全不能自理，无吸烟、饮酒等不良嗜好，无遗传疾病史，担心疾病预后。营养状况差，慢性病容，BMI 17.9 kg/m²。血生化检验结果示：白蛋白30 g/L，血红蛋白100 g/L，白细胞2.90×10^9/L，中性粒细胞绝对值1.5×10^9/L。无糖尿病、高血压等影响创面愈合的疾病，无遗传性疾病。

（3）创面局部评估及创面处理。

①首次评估（图4-2-20）：左乳及胸壁创面的面积为20 cm×11 cm，高度为4.5 cm。创面表面遍布大小不等的菜花样肿块，体积为0.5 cm×0.3 cm×0.2 cm~3.1 cm×2.5 cm×3.0 cm。创面床为75%的红色组织和25%的黄色组织，创面表面小血管怒张，破裂后喷射状出血，渗液为大量低黏稠黄色液体，周围皮肤色素沉着、硬结，气味评分为4级（Grocott评估法）。左侧上肢活动严重受限，右侧乳房肿胀硬结，体积为8 cm×7 cm×4 cm，乳头下方6点位置溃烂，体积为3 cm×1 cm×1 cm，溃烂处为100%黄色坏死组织，少量渗液（Mulder渗液量分级法），周围皮肤色素沉着。取创面细菌培养，结果为无菌生长。双侧乳房疼痛评分（视觉模拟评分法）为7分。

首次处理：左侧创面的护理目标为保护创面、控制出血、管理渗液。用3.0%双氧水和0.9%生理盐水冲洗创面，清除松脱的坏死组织并去除异味，清洗时动作轻柔，避免损伤创面，创面出血时使用1 mg肾上腺素和1 mL生理盐水（1∶1比例）浸泡纱布按压10分钟，促进局部血管收缩，勿机械清创。内层使用藻酸盐敷料，保护创面，控制出血，缓解疼痛；外层用纱布和棉垫覆盖，吸收渗液。右侧创面床为黄色坏死组织，用3.0%双氧水和0.9%生理盐水冲洗创面，清除松脱的坏死组织并去除异味。内层使用亲水性纤维敷料，促进自溶性清创，减轻疼痛；外层用纱布覆盖，吸收渗液。换药频次视创面渗液及渗血情况而定，每 1~2 天换药 1 次，口服氨酚羟考酮片 1 片 / 天，以控制疼痛。

② 2017 年 8 月 24 日评估（图 4-2-21）：左乳及胸壁创面的面积缩小为 14 cm×8 cm，高度为 2.5 cm，菜花样肿块坏死塌陷，创面床为 75% 的黄色组织和 25% 的红色组织，创面血管萎缩，渗液仍为大量低黏稠黄色液体，周围皮肤色素沉着，气味评分为 4 级。左侧上肢活动轻度受限，右侧乳房肿胀缩小，体积为 6 cm×5 cm×3 cm，乳头下方 6 点位置的溃烂已结痂，无渗液，周围色素沉着。双侧乳房疼痛评分为 4 分。

处理：左侧创面床有大量黄色坏死组织和大量渗液，护理目标为去除坏死组织、控制渗液。用 3.0% 双氧水和 0.9% 生理盐水冲洗创面，行自溶性清创联合保守性锐器清创，去除松脱的坏死组织。内层使用亲水性纤维敷料，促进自溶性清创，缓解疼痛；外层用纱布和棉垫覆盖，吸收渗液。右侧创面用纱布覆盖，其余操作同前。

③ 2018 年 3 月 26 日评估（图 4-2-22）：患者双侧乳房和胸壁均平坦，无恶性肿瘤生长。病理活检示：创面的肿瘤细胞均消失。左侧有 2 个创面，面积分别为 8 cm×6 cm 和 1.5 cm×2 cm。创面床为 75% 的红色组织和 25% 的黄色组织，创面肉芽组织水肿、不健康，少量淡黄色渗液，边缘清晰，周围皮肤色素沉着，疼痛评分为 2 分。右侧创面完全愈合。

处理：左侧创面床已经没有肿瘤细胞，没有出血，肉芽组织不健康，创面生长缓慢，考虑存在生物膜，护理目标为调整创面肉芽以促进上皮组织覆盖创面。行保守性锐器清创，去除创面表面水肿肉芽。内层使用亲水性纤维含银敷料，控制感染，促进肉芽组织生长；外层用纱布覆盖，吸收渗液。其余同前。

④ 2018 年 4 月 18 日评估（图 4-2-23）：左侧创面的面积缩小为 4 cm×1 cm。创面床为 100% 肉芽组织，渗液为少量低黏稠度淡黄色液体，边缘上皮爬行，周围皮肤色素沉着，疼痛评分为 0 分。

处理：左侧创面的护理目标为保护肉芽以促进上皮快速爬行。用生理盐水擦洗创面，切勿损伤已形成的上皮。内层使用亲水性纤维敷料，保持创面湿润，促进上皮组织生长；外层用泡沫敷料覆盖，吸收渗液。2018 年 5 月 10 日，创面完全愈合（图 4-2-24）。

（4）全身治疗：制订姑息方案，本案例采用密集化疗 + 靶向治疗，共 14 次化疗和靶向治疗，同时予以止吐、补充钙剂等对症治疗。治疗期间，白细胞多次偏低，予以重组人粒细胞刺激因子，加强营养，抗感染。口服强阿片类药物止痛，减轻患者痛苦，并给予心理疏导，解决患者的心理问题，使患者保持良好的心态，最终达到治愈的目的。

（5）创面处理效果如图 4-2-20—图 4-2-24 所示。

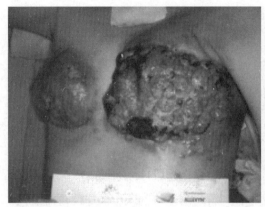

图 4-2-20　首次评估

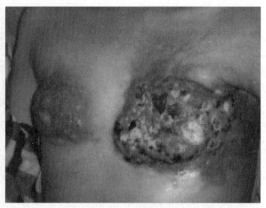

图 4-2-21　2017 年 8 月 24 日评估

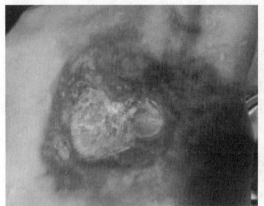

图 4-2-22　2018 年 3 月 26 日评估

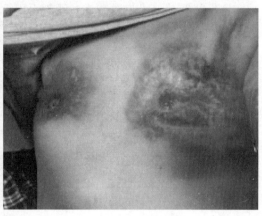

图 4-2-23　2018 年 4 月 18 日评估

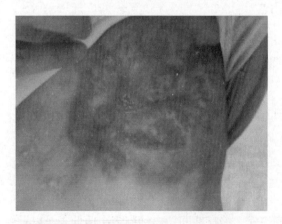

图 4-2-24　2018 年 5 月 10 日评估

（朱小妹、江艇、黄洁清）

五、外科术后延期愈合创面

外科术后延期愈合创面是指手术切口未按期愈合，或切口裂开甚至感染，导致迁延不愈，是外科常见病种之一。

1. 病因

引起各类外科手术切口延迟愈合的因素较多，主要包括以下几点：

（1）外科因素：切口张力大、脂肪液化、术中电刀使用过多、切口暴露时间长、引流不畅、感染、异物残留等。

（2）患者因素：年龄（年老或年幼）、营养不良、肥胖、精神压力、全身状况差、术前皮肤和肠道准备不佳等。

（3）内科基础疾病：糖尿病、肿瘤、自身免疫性疾病等。

（4）物理因素：术区制动不良等。

2. 临床特征

（1）有明确的手术史，术后 2 周切口愈合不良。

（2）手术切口裂开，切口有明显分泌物或渗出等感染症状。

（3）切口边缘皮肤及皮下组织坏死，脂肪液化。

3. 治疗原则

（1）全身治疗：术区制动、控制血糖、营养支持等。

（2）如早期发现术后切口周围皮肤红肿、异常分泌物增多、蜂窝织炎，应及时处理，抗感染治疗无效时，应立即拆除缝线，查看切口深部情况，通畅引流，确定下一步治疗方案。

（3）保守治疗：部分未愈切口可采取保守治疗，即定期换药，使用抗感染、促进愈合的药物及新型敷料等，促进创面愈合。

（4）如切口愈合时间超过 4 周，经换药治疗未愈合，创周红肿加重，切口裂开深达脂肪层，植入物外露，应予再次手术治疗。

（5）切口小、张力小：可扩创后行一期缝合。

（6）切口大、张力较大：可清创后采取 PRP 治疗、持续负压吸引治疗等方式；待基底肉芽组织新鲜后，行二期植皮或皮瓣等方式修复。

4. 健康教育

（1）心理护理：外科术后延期愈合创面的病程长，患者往往对创面愈合失去信心，部分患者及其家属焦虑，担心创面预后。应积极分析并找出影响创面愈合的原因，取得患者及其家属的配合，使其保持良好心态，正确对待已出现的问题，争取早日回归社会生活。

（2）饮食宣教：告知患者饮食的重要性。合理饮食有利于创面修复，改善全身状况，缩短创面愈合时间。进食时尽量注意营养搭配，多食鸡蛋、豆类等优质蛋白，少食辛辣刺激性食物，如辣椒、姜、蒜等。三餐之间及睡前可加餐，如牛奶、豆浆、藕粉、糕点等。餐前、餐后辅以水果，刺激食欲，帮助消化，补充多种维生素。

5. 案例分享

（1）基本资料：患者，男，29 岁，身高 168 cm，体重 70 kg，于 2019 年 7 月 1 日出现肠穿孔，在当地医院行腹部手术、肠造瘘术，术后切口愈合不良。为进一步治疗，于 2019 年 8 月 8 日来我院门诊就诊。

（2）整体评估：患者精神状态较好，食欲可，小便正常，尿色清亮，无结核、高血压、糖尿病等疾病史。患者及其家属较焦虑。

（3）创面局部评估：创面位于腹壁的纵行切口，上方创面约为 1.0 cm × 0.8 cm，下方创面约为 3.0 cm × 2.0 cm。基底为红色肉芽组织，水肿明显，有淡黄色渗液，量多，创周稍红肿，可见周围组织瘢痕化。下方创面 3 点、6—9 点方向探及深约 1.5 cm 窦道。左腹部有一处肠造瘘口，造瘘口黏膜正常（图 4-2-25）。

（4）创面护理：碘伏消毒，生理盐水清洗创面。使用 20 mL 空针连接头皮针头冲洗窦道，用纱布蘸干并排除窦道积水，使用银离子抗菌敷料 + 生长因子冻干粉以抗感染、促进肉芽生长，使用银离子敷料填塞引流，外用纱布包扎。使用腹带收紧腹部，避免腹部张力过大，影响创面愈合。每 2 天换药 1 次或视敷料被渗液浸透情况决定；换药的同时联合水疗、红光治疗等，促进创面愈合。治疗 1 周后，创周红肿完全消退，窦道深度约为 1.0 cm，创面愈合 50%（图 4-2-26）；治疗 2 周后，上方创面愈合，窦道深约为 0.5 cm（图 4-2-27）；换药 19 天后，创面基本愈合（图 4-2-28）。

（5）创面处理效果如图 4-2-25—图 4-2-28 所示。

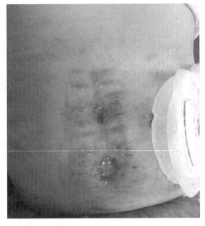 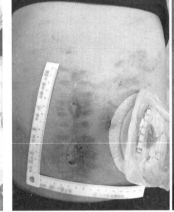 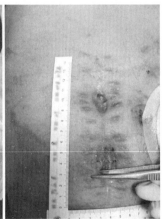

图 4-2-25 首次处理　　　　图 4-2-26 治疗 1 周

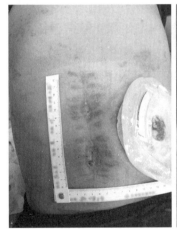 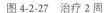 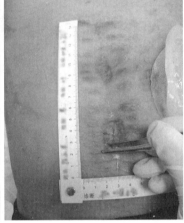

图 4-2-27 治疗 2 周

图 4-2-28 治疗 19 天，创面基本
愈合

（杨磊、刘春梅、黄洁清）

第三节 其他创面

一、坏疽性脓皮病

坏疽性脓皮病（gangrenous pyoderma）是一种少见的嗜中性皮肤病，表现为皮肤炎症性和溃疡性病变。最常见的表现是正常或创伤后的皮肤部位出现快速进展的单个或多个疼痛性、化脓性溃疡，伴潜行性边缘。

1. 病因

坏疽性脓皮病的发病原因尚不明确，目前被认为与中性粒细胞功能障碍、自身炎症反应、适应性免疫和遗传易感性有关。

2. 临床特征

坏疽性脓皮病可发生于任何年龄，以 20~50 岁最为多见，儿童及青少年约占 4%。坏疽性脓皮病的临床表现多样，主要分为四大亚型，经典溃疡型（最常见）、大疱型、脓疱型及增殖型。病变初期表现为疼痛性红斑、结节、无菌性脓疱；数天后进展为坏死性溃疡且潜行性扩大，溃疡边缘呈紫红色，周围皮肤发红，严重时可深达肌肉层；愈合后可遗留筛状萎缩性瘢痕，病情易反复。25%~50% 的坏疽性脓皮病发生在创伤部位。此外，坏疽性脓皮病也可发生于造口周围、生殖器和皮肤外部位。坏疽性脓皮病各亚型的侵袭程度不同，且与伴随的系统性疾病有关，与坏疽性脓皮病最相关的疾病包括炎症性肠病、血液系统疾病和关节炎。

3. 治疗原则

（1）目前关于坏疽性脓皮病治疗的数据有限，通常采取局部和（或）全身治疗来抑制炎症过程，控制疾病进展；恰当的创面处理措施可优化溃疡创面愈合环境，促进溃疡创面愈合，从而提高患者的生活质量。

（2）治疗方法。

①局部治疗：针对轻度、局限性坏疽性脓皮病患者（如少数浅表溃疡或增殖型坏疽性脓皮病），局部治疗可作为一线治疗方案。局部治疗方法包括溃疡创面护理、外用或局部注射药物、外科手术、负压创面治疗及高压氧疗法（hyperbaric oxygen therapy，HBO）等。针对局部溃疡的治疗，需要准确评估创面情况，再根据"TIME"原则进行创面护理，合理选用敷料，促进创面愈合，必要时进行植皮手术，修复创面。

②系统治疗：针对严重、快速进展性坏疽性脓皮病患者，通常选择系统药物治疗。糖皮质激素是临床常用的治疗坏疽性脓皮病的一线药物，可快速控制炎症反应及疾病进展，尤其适用于发病初期；环孢素、环磷酰胺、吗替麦考酚酯、硫唑嘌呤等免疫抑制剂也可用于治疗坏疽性脓皮病；静脉注射免疫球蛋白（intravenous immunoglobulin，IVIg）可作为难治性坏疽性脓皮病的辅助治疗药物，多与糖皮质激素或免疫抑制剂联合使用；抗生素可用于坏疽性脓皮病溃疡创面继发感染的治疗；近年来，国内外越来越多的证据表明 TNF-α 抑制剂、IL-1 抑制剂、IL-17 抑制剂、IL-12/23 抑制剂、利妥昔单抗

及小分子抑制剂等生物制剂可有效治疗坏疽性脓皮病。

4. 健康教育

（1）用药指导：指导患者遵医嘱服药，勿乱服药或自行停药。

（2）创面护理：指导患者观察皮疹数量、形态、有无血泡，以及创面渗出情况等，尽量穿棉质宽松衣服；避免刺激皮肤；出现皮肤瘙痒时，避免搔抓，可使用止痒剂。若创面较难愈合，可使用新型敷料。敷料浸湿 2/3 以上需要及时更换，创面加重需要及时就医。

（3）饮食指导：忌辛辣刺激性食物、烟酒；多食新鲜蔬菜，如菠菜、油菜、胡萝卜、白菜等富含维生素 C 的食物。

（4）休息与运动：避免剧烈运动或长时间站立。渗出较多时，应抬高患肢。宜选择安静、舒适的环境卧床休息，减少环境刺激。对于关节病型，应观察疼痛及肿胀情况，保持患肢功能位。做好日常生活护理，根据身体情况适当参加体育锻炼，如散步、爬山等。

（5）心理指导：鼓励患者，与其建立相互信任的良好关系。疼痛严重时可使用药物控制。

5. 案例分享

（1）基本资料：患者，女，65 岁，以"冠心病、天疱疮？坏疽性脓皮病？白塞病？"收入院。出院诊断为"冠心病、高血压 2 级、坏疽性脓皮病"。入院治疗予强的松抗炎、免疫抑制、降压、碱化尿液、脓液细菌培养及换药处理。

（2）整体评估：①患者体型肥胖，受损部位皮肤易受压及潮湿刺激。②创面持续时间一月余，持续扩大，有坏死组织。③创面持续疼痛，影响患者生活质量。

（3）创面局部评估：创面位于下腹部，大小约为 9 cm × 3 cm，基底颜色为 50% 黄色、50% 红色，少量淡黄色脓性渗液，创面边缘不整齐，可见色素沉着，疼痛评分（视觉模拟评分法）为 5 分。取创面细菌培养，结果为普通变形杆菌。

（4）创面护理：①清除坏死组织：采用利多卡因乳膏封包 1 小时，结合保守锐性清创的方法去除坏死组织。②控制感染：行脓液细菌培养，碘伏棉球消毒创面及周围皮肤，生理盐水棉球清洗创面表面，待干后再使用凝胶敷料 + 银离子敷料，外用纱布覆盖。③创面渗液处理：选用透气性好的纱布敷料，渗液浸透纱布 2/3 需要及时更换。

（5）创面处理效果如图 4-3-1—图 4-3-6 所示。

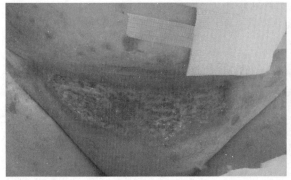

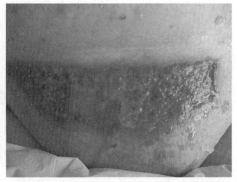

图 4-3-1　首次就诊，创面覆盖黄色坏死组织　　　　图 4-3-2　清创 1 周后，创面覆盖的黄色坏死组织有所减少

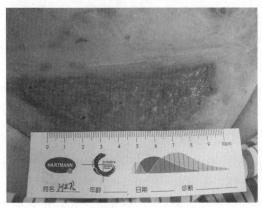

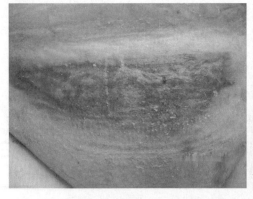

图 4-3-3　使用凝胶敷料 + 银离子敷料 2 周后，创面　图 4-3-4　美盐敷料使用 1 周后
明显缩小，肉芽水肿明显，改用美盐敷料

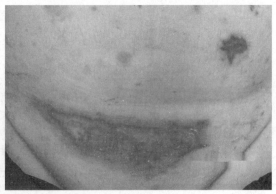

图 4-3-5　4 周后，肉芽增生，再次使用美盐敷料　　图 4-3-6　5 周后，创面基本愈合

（刘悦玲、谢肖霞、黎宁）

二、血管炎性溃疡

血管炎性溃疡是指局部动脉、静脉、毛细血管病变造成的病理损害，表现为皮肤小或中血管的血管壁变性或坏死，血栓形成，血管壁上有炎性细胞浸润，血管内皮增生，完整性消失。紫癜、血泡、溃疡结节是常见症状，其中紫癜最为常见。血管炎性溃疡的发生通常被认为是循环免疫复合物沉积于血管壁并激活补体所致。

1. 病因

（1）血管炎性溃疡通常为特发性，原因不明。

（2）潜在感染：细菌、病毒、真菌、血吸虫等。

（3）结缔组织和炎症性疾病：多合并免疫类疾病，如系统性红斑狼疮、类风湿性关节炎、干燥综合征、白塞综合征等。

（4）药物：抗生素、口服避孕药、抗惊厥药、吩噻嗪类药物等。

（5）化学制剂：杀虫剂、石油制品。

（6）恶性肿瘤：主要为起源于骨髓或淋巴系统的肿瘤。

2. 临床特征

（1）血管炎性溃疡好发于下肢，以小腿和足背最多，也可发生在大腿、臀部、躯干、上肢等身体其他部位，常对称分布。

（2）溃疡形状不规则，如坏死性小丘疹、水疱、血疱和小结节等，通常突出皮肤表面，深及浅筋膜层以下，基底组织颜色晦暗，创周皮肤活性差，伴有色素沉着。

（3）针对血管炎性溃疡，如单纯进行传统创面治疗，往往疗效不佳，甚至有创面继续扩大现象。创面疼痛明显，不易愈合，愈后易留瘢痕，严重者需要手术治疗，术后愈合缓慢，预后欠佳。

3. 治疗原则

（1）去除诱因：如感染、化学制剂、药物等。

（2）对症治疗：止痛、退热。

（3）首选药物为糖皮质激素：如泼尼松等。

（4）联合用药：如氨苯砜、碘化钾、秋水仙碱等。

（5）如果有全身受累或更严重的皮肤受累，应考虑全身使用免疫抑制药治疗，如硫唑嘌呤、甲氨蝶呤、环磷酰胺、环孢素等，尽量减少糖皮质激素的剂量。

（6）创面局部处理：①常规换药治疗，下肢血管超声无明显异常时可行保守锐性清创联合使用新型敷料，加压包扎，抬高腿部，必要时卧床休息。如原发病控制不佳，不建议手术。②手术治疗，首选清创植皮手术。③形成脓腔者，需要彻底切开引流，持续密闭式负压吸引，视情况行植皮手术或其他修复方法，不建议使用皮瓣修复创面。

4. 健康教育

（1）用药指导：指导患者遵医嘱服药，勿乱服药或自行停药。

（2）创面护理：指导患者观察皮疹数量、形态、有无血泡、溃疡，以及创面渗出情况等，尽量穿棉质宽松衣服；避免皮肤刺激；出现皮肤瘙痒时，避免搔抓，可使用止痒剂。敷料浸湿 2/3 以上需要及时更换，创面加重需要及时就医。

（3）饮食指导：指导患者进食优质蛋白、低脂肪、低糖、富含维生素的食物，如牛奶、瘦肉、鸡蛋、鱼等。忌食动物内脏、辛辣刺激性食物，忌烟酒。

（4）休息与运动：避免剧烈运动或长时间站立。渗出较多时，应抬高患肢，必要时卧床休息。对于关节病型，应观察疼痛及肿胀情况，保持患肢功能位。做好日常生活护理，适当参加体育锻炼，改善局部血液循环。注意四肢末端的保暖，防止受寒、受伤。注意个人卫生，避免发生湿疹等皮肤病。

（5）心理指导：患者长期服用激素，会延迟创面愈合时间，这时患者可能出现情绪低落、心理焦虑、自信心降低。每次换药过程中，向患者说明创面情况，鼓励患者，与其建立相互信任的良好关系。疼痛严重时可使用止痛药。

5. 案例分享

（1）基本资料：患者，女，14 岁，BMI 21.5 kg/m^2，四肢瘀点、瘀斑、糜烂、结痂伴足踝肿痛 1 周余，门诊以"血管炎、过敏性紫癜"收入院。入院后予抗炎、抗过敏、补钾、护胃等治疗。辅助检查示：白细胞略高于正常，双下肢血管无明显异常，双侧踝关节的关节腔及肌腱腱鞘内可见积液，病理符合血管炎性表现。溃疡处予复方多黏菌素 B 软膏外涂。

（2）整体评估：患者营养可，活动受限，疼痛明显，焦虑。

（3）创面局部评估：双下肢部分皮疹表面见糜烂，浅溃疡，黑痂，双足踝周围明显红肿，疼痛评分为 4 分。

（4）创面护理：黑痂覆盖，外涂利多卡因乳膏，1 小时后采用保守锐性清创，生理盐水棉球清洗创面，使用水凝胶敷料＋银离子敷料，每周 2 次，外用纱布覆盖，渗液较多时更换纱布；第 2 次和第 3 次换药均使用少量水凝胶敷料＋银离子敷料，外用纱布敷料覆盖；第 4 次换药基本同前，外层使用泡沫敷料覆盖。

（5）创面处理效果如图 4-3-7—图 4-3-10 所示。

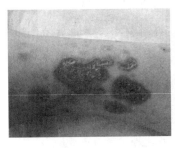
图 4-3-7　首次清创后

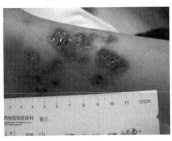
图 4-3-8　创面肉芽组织覆盖

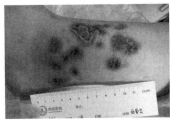
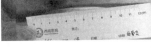
图 4-3-9　创面上皮化

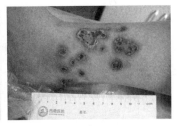
图 4-3-10　创面基本愈合

（刘悦玲、刘廷敏、黎宁）

三、药疹创面

药疹（drug eruption），又称"药物性皮炎"，是指药物通过口服、注射、吸入、栓剂、灌注、外用等途径进入人体后引起非预期的全身器官、系统、皮肤和（或）黏膜的炎症反应。其中，大疱性表皮松解坏死型药疹，又称"中毒性表皮坏死松解症"，是重症药疹之一，这类药疹发病率低，但病情进展快，多伴有全身中毒症状及内脏受累，易出现严重并发症，死亡率高。

1. 病因

大疱性表皮松解坏死型药疹常由磺胺类、解热镇痛类（保泰松等）、抗生素（四环素等）、巴比妥类、卡马西平、别嘌醇、抗结核药等引起。

2. 临床特征

（1）起病急骤：皮损初起于面、颈、胸部，部分患者发病初可似多形斑型、麻疹型或猩红热型药疹，之后皮损迅速发展为弥漫性紫红或暗红，略呈铁灰色斑片，并迅速波及全身，在红斑处出现大小不等的松弛性水疱和表皮松解，尼氏征阳性，稍受外力即形成糜烂面，出现大量渗出，如烫伤样外观，皮损触痛明显。

（2）口腔、眼、呼吸道、胃肠道黏膜均可累及，可伴有显著内脏损害，全身中毒症状较重，可出现高热、恶心、腹泻、谵妄、昏迷等全身症状，如抢救不及时常因继发感染、肝肾衰竭、肺炎、电解质紊乱、毒血症、内脏出血等而死亡。

3. 治疗原则

（1）立即停药，停止一切致敏及可疑致敏药物。

（2）及早、足量应用皮质内固醇激素。

（3）防止继发感染，必要时可使用银离子敷料。

（4）加强支持疗法，必要时输注新鲜血液、血浆或蛋白以维持胶体渗透压。

（5）静脉注射人血丙种球蛋白。

（6）血浆置换。

（7）加强护理及外用药物治疗。

（8）若发生过敏性休克，立即抢救。

4. 健康教育

（1）皮肤的护理：保持皮肤清洁、干燥，定期更换床单、被套、衣物等，皮肤瘙痒时避免抓破皮肤引发感染，注意保护破溃皮损。

（2）用药指导：告知患者立即停用一切致敏及可疑致敏药物。

（3）饮食指导：宜进食清淡、易消化的食物，禁食辛辣刺激性食物及海鲜，注意营养均衡，多饮水，加速药物代谢，多食新鲜绿色蔬菜、水果。

（4）休息与活动：急性期宜卧床休息，恢复期可适当做些能力所能及的事。

（5）心理指导：与患者及其家属沟通，告知疾病的相关知识，鼓励其以良好的心态、坚强的毅力积极配合治疗，从而达到最佳效果。

5. 案例分享

（1）基本资料：患者，女，43 岁，诊断"大疱性表皮松解坏死型药疹"，入院时高热，体温最高 40.0 ℃，血糖高，血常规低，肝功能异常，低蛋白血症，创面继发感染，多处创面脓液。细菌培养示：双侧腋下、左前臂、左上臂及右下肢均为金黄色葡萄球菌，左大腿为肺炎克雷伯菌，右大腿为洋葱伯克霍尔德菌感染。入院后给予氢化可的松 150 mg 静滴 2 次 / 天，人免疫球蛋白 20 克 / 天，阿奇霉素 500 mg 静滴 1 次 / 天，5% 碳酸氢钠和 1 ：5000 呋喃西林交替漱口，持续红外烤架全身照射，碘伏纱布湿敷创面，阿拓莫兰及能量合剂、补钾、补钙、护胃、降糖、升白细胞等对症治疗。

（2）整体评估：①患者入院时病情重，创面分布广泛。②代谢紊乱，低蛋白血症，血糖偏高，影响创面愈合。③白细胞进行性减低，易引起创面细菌感染。④翻身困难，创面感染，处于长时间受压部位，渗液较多。

（3）创面局部评估：双臀部、双大腿至双膝关节外侧、双上臂内侧、双侧腋下、胸背部、左侧腰际等多处创面，基底颜色为 75% 黄色、25% 红色，中量黄色脓性渗液，伴腐臭味，周围皮肤发红，边缘不规则，疼痛评分为 6 分。

（4）创面护理。

①清创前准备：1 ：5000 新洁尔灭药浴浸泡，不超过 30 分钟，浸浴过程中用无菌镊清除创面松软的痂皮及脓苔。

②针对创面感染程度不同，采取不同的处理方法，感染最严重的左大腿先予碘伏消毒，黄色痂皮上涂抹复方利多卡因乳膏封包，以减轻疼痛，1 小时后行保守锐性清创，剪除 80% 黄色痂皮及腐肉。

③针对臀部、大腿等覆盖大面积黄色脓性分泌物的创面，用过氧化氢溶液浸湿无菌纱布，对创面进行机械清创，反复用生理盐水浸湿的无菌纱布块进行清洗。针对基底红色的组织，采用生理盐水棉球擦洗，然后用较干的无菌生理盐水纱布吸去创面残余液体。随即将生理盐水预先湿润的银离子敷料均匀覆盖在基底黄色的组织上，外层使用泡沫敷料覆盖，用 3M 纸胶布固定后再用纱布绷带固定。保持敷料的清洁，根据渗液量及时更换敷料。持续使用气垫床，以俯卧为主，减少臀部持续受压。

（5）创面处理效果如图 4-3-11—图 4-3-16 所示。

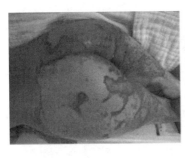 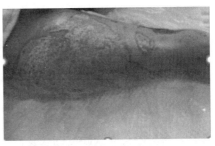

图 4-3-11　首次处理　　　　　图 4-3-12　首次清创后（右大腿）

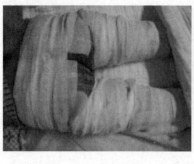 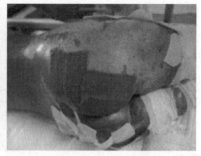

图 4-3-13　清创后，银离子敷料 + 泡沫　图 4-3-14　第 2 次处理，银离子敷料 + 敷料覆盖　泡沫敷料覆盖

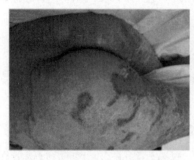 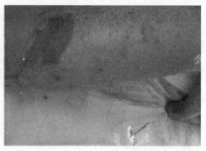

图 4-3-15　治疗 7 天后，臀部创面基　图 4-3-16　治疗 7 天后，右大腿创面基本本痊愈　愈合

（刘悦玲、康文雯、黎宁）

四、失禁相关性皮炎

失禁相关性皮炎（incontinence-associated dermatitis，IAD），又称"失禁性皮炎"，是指皮肤长期或反复暴露于尿液和（或）粪便导致的皮肤接触性、刺激性皮炎，主要发生在会阴部，也发生在肛周、臀部、腹股沟及大腿内侧等。

1. 病因

粪便、尿液或两者的混合物持续刺激皮肤可引起 IAD，而失禁是 IAD 发生的必要条件。

2. 临床特征

（1）皮肤红斑，颜色可为粉红或红色。深肤色患者的红斑颜色可为深红或紫色等。

（2）皮温升高，伴有皮肤硬度的改变。

（3）皮肤破溃，表皮可出现不同程度的破损，如水疱、大疱、丘疹、脓疱等，严重者整个表皮溃烂，并伴有渗出。

（4）继发感染：真菌感染中以念珠菌感染较为常见。

（5）其他症状：烧灼、疼痛、瘙痒、刺痛感等。

3. 治疗原则

（1）风险评估：对于失禁患者，临床中常用会阴部评估工具（perineal assessment tool，PAT）进行风险评估，如表 4-3-1 所示。PAT 评分总分为 12 分，分数越高表示发生 IAD 的风险越高，4~6 分属于低危险，7~12 分属于高危险。当患者出现尿失禁或（和）大便失禁，或 24 小时内出现 3 次以上无法控制的水样便时，就应进行 PAT 评分。PAT 评分 ≥ 7 分及存在其他高风险者应立即采取预防性保护措施，每班复评；PAT 评分为 4~6 分且未发生 IAD 的低危险者每 3 天评估 1 次。

表 4-3-1　会阴部评估工具

评估项目	1 分	2 分	3 分
刺激物类型及暴露强度	成形粪便（有或无尿液）	软便（有或无尿液）	水样便（有或无尿液）
皮肤暴露与刺激时间	床单 / 尿布 q8h 更换	床单 / 尿布 q4h 更换	床单 / 尿布 q2h 更换
会阴皮肤状况	皮肤干净无损伤	红斑 / 皮炎（有或无念珠菌感染）	脱皮或浸渍（有或无念珠菌感染）
影响因素（低蛋白、抗生素、管饲营养、细菌等）	影响因素 ≤ 1 个	影响因素 2 个	影响因素 ≥ 3 个

（2）清洁：清除尿液及粪便。建议每天或每次大便失禁后清洗，选择接近正常皮肤 pH 值的清洁剂，推荐清洁剂、保湿剂和屏障保护三合一的清洁产品，尽量避免使用消毒水、肥皂水等，清洁工具尽可能使用一次性软布。清洗时，动作轻柔，减少对皮肤的刺激；清洗后，用温和的方式使皮肤变干。

（3）保护：可选用 3M 皮肤保护膜、赛肤润、鞣酸软膏、凡士林、氧化锌、中草药膏等外用。使用 3M 皮肤保护膜时，用手指分开皮肤褶皱处进行喷涂，待干后松开手指；待 30 秒后形成透明膜，可视情重复喷洒一次。通常 3M 皮肤保护膜的保护作用可持续 72 小时，腹泻情况严重且需要反复多次清洗者可每 8~12 小时使用 1 次。

（4）修复：根据失禁性皮炎干预工具对 IAD 的分级，针对不同程度的 IAD 进行修复。轻度 IAD：可在糜烂处使用造口粉，再喷洒 3M 皮肤保护膜。中度 IAD：用生理盐水清洗皮损，待干后可使用水胶体敷料、泡沫敷料等。重度 IAD：皮损渗液较多，内层可使用藻酸盐敷料（创面感染时使用银离子敷料），外层粘贴超薄水胶体敷料或泡沫敷料。合并真菌感染时，遵医嘱使用抗真菌药物后再使用皮肤保护剂及敷料。

（5）管理：加强沟通，积极查找失禁原因并对症治疗；使用高吸收性护理垫，单纯性尿失禁者可使用导尿装置、纸尿裤等，大便失禁频繁者建议使用大便收集装置，如造口袋、低负压吸引肛袋、导管式卫生棉条等；如果干预1周后皮损未见改善，建议请伤口造口失禁专科会诊。

4. 健康教育

（1）皮肤的护理：教会患者及其家属对皮肤进行正确的护理，如皮肤的清洗、保护剂的使用等。

（2）用药指导：根据患者的 IAD 分级及大小便失禁情况进行合理用药，如抗真菌药物的使用等。

（3）饮食指导：根据患者病情，在医生及营养师的建议下合理饮食，加强营养。

（4）体位管理：定时翻身，尽量侧卧，使受损皮肤暴露在空气中。

（5）心理指导：主动关心患者，取得信任，帮助其树立战胜疾病的信心。

5. 案例分享

（1）基本资料：患者，女，55 岁，因颅内出血行脑外科手术，术后持续昏迷，住院期间继发肺部感染、呼吸衰竭、严重腹泻，每天可达 4~6 次水样便，白蛋白低于 30 g/L，肛周皮肤受损明显，经积极治疗后腹泻次数减少。

（2）整体评估：①患者病情不稳定，术后保持强迫体位。②多次腹泻，加重IAD，影响创面愈合。③白蛋白低，伴轻度水肿，创面明显可见淡黄色渗液，伴粪臭味。

（3）创面局部评估：创面位于会阴部，面积约为 1% 体表面积，基底颜色为 50% 黄色、50% 红色，少量淡黄色渗液，边缘模糊、不规则，周围皮肤浸渍、红斑，脓液细菌、真菌培养阴性。

（4）创面护理：碘伏棉球消毒创面，生理盐水棉球擦拭，无菌纱布块蘸干，注意动作轻柔。创面外喷生长因子，待干后外涂百多邦软膏，周围皮肤外涂赛肤润保护，外层予无菌棉垫覆盖。如有污染及时更换。

（5）创面处理效果如图 4-3-17 和图 4-3-18 所示。

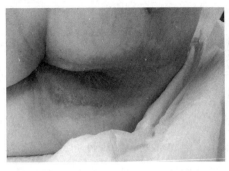 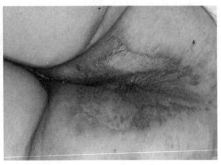

图 4-3-17　外涂生长因子 + 百多邦 + 赛肤润　　图 4-3-18　1 周后，创面基本愈合

（游月梅、陈华玲、黎宁）

五、放射性皮炎

放射性皮炎是指放射线 - 电离辐射作用导致的皮肤损伤，主要由 β 射线、γ 射线及 X 射线引起，是放射性治疗期间常见的疾病，损伤程度与射线性质、照射面积、放疗剂量及患者个体差异等有关，常见人群为接受放射性治疗的患者及从事放疗相关工作者，如恶性肿瘤放射治疗。

1. 病因

（1）射线破坏 DNA 的单双链，导致基底细胞无法复制、生成新细胞，成熟上皮细胞持续丢失，得不到及时补充。

（2）射线致小血管管腔狭窄、血栓形成，导致缺血、缺氧，加重损伤程度。

2. 临床特征

放射性皮炎按严重程度可分为 4 度。

（1）第 1 度为脱毛反应：主要损伤皮肤的附属器官——毛囊及皮脂腺，受照部位最初出现斑点状色素沉着，并散在粟粒状毛囊角化性丘疹，以毛囊为中心，皮肤表面呈棕褐色，较坚实，有刺手感。这些丘疹之间的皮肤较干燥、轻微瘙痒，毛发松动、极易脱落。

（2）第 2 度为红斑反应：此度损伤有明显的临床分期。早期（反应期）发生于照射后几小时，局部即有瘙痒、疼痛、烧灼感及轻微水肿，并出现界线清楚的充血性红斑，持续 1~7 天后红斑暂时消失。而后进入假愈期（潜伏期），临床症状消失，但局部皮肤有功能障碍，持续 3 周左右。

（3）第 3 度为水疱反应：早期反应与第 2 度相似，但出现早，程度重，假愈期一般不超过 2 周。此后出现持续的红斑，局部明显肿胀，皮肤发红，逐渐变成紫红色，瘙痒，剧痛，并有严重烧灼感，皮肤感受性降低。数日后红斑处出现水疱，开始为小水疱，而后融合成大水疱，周围有色素沉着。水疱溃破后形成创面。附近淋巴结肿大，触痛。

（4）第 4 度为溃疡反应：局部迅速出现烧灼或麻木感，疼痛、肿胀和早期红斑等明显加重。假愈期一般不超过 2~4 天，若照射剂量特别大，可无假愈期。进入症状明显期时，再现红斑，常呈青紫色，很快形成水疱，组织坏死，出现创面或溃疡。溃疡常为圆形，边界较清楚。组织进一步坏死，特别是并发感染化脓后，溃烂扩大加深，有的可深达骨骼。溃疡表面污染，极少或没有肉芽形成。局部淋巴结显著肿大。

3. 处理原则

放射性皮炎应采取全身治疗和局部治疗相结合的综合治疗方法。

（1）尽快脱离放射源，避免再次照射，消除放射性核素沾染。

（2）保护损伤部位，防止外伤及各种理化因素刺激，给予必要的保护性包扎。

（3）消除炎症，防止继发感染，促进组织再生修复。

（4）创面处理。

①脱毛反应：避免再次损伤、日光照射，无需特殊处理。

②红斑反应：早期（反应期）和假愈期，受损局部涂抹无刺激的外用粉剂、乳剂或霜剂；出现红斑时，涂抹无刺激性软膏以止痒和减轻疼痛，防止一切刺激；局部明显血管扩张时，可涂抹清凉软膏。

③水疱反应：水疱出现前，治疗方法与处理红斑反应相似；水疱出现后，可采取包扎或暴露治疗。尽量不要弄破水疱，必要时在严格消毒后吸去水疱液。消毒后还可外用纳米银敷料包扎，不必换药过勤，避免损伤新生上皮。暴露治疗通常用于水疱溃破时，应注意保持创面清洁，涂以烧伤创面的药物，促进肉芽生长和上皮愈合。

④溃疡反应：综合采取止痛、抗感染和必要的外科治疗。对于经久不愈的溃疡，可手术治疗。手术指征主要有：损伤深及真皮以下；损伤直径 > 5 cm，尤其是溃疡；创面或溃疡经久不愈，特别是有癌变趋势者。

4. 健康教育

（1）患者应穿柔软、宽松、透气性好的棉质衣物，避免摩擦皮肤。放射期间穿柔软、舒适的内衣，保持皮肤干燥、清洁，避免刺激或摩擦。

（2）指导患者增强营养，摄入优质蛋白，避免感染，提高免疫力。外出时尽量避免阳光直射放射区皮肤，如果是头颈部，可戴帽子或围巾。

（3）保持放射区皮肤清洁、干燥，不可涂油脂类护肤品，以免增加皮肤照射剂量。放射区皮肤忌摩擦、理化刺激，应用清水擦洗，禁用肥皂、酒精等刺激性物品，不可用热水袋，也不可冰敷，禁止在放射区皮肤贴胶布。放疗结束后继续使用医用射线防护喷剂至少 7 天或遵医嘱，并继续行放疗期间皮肤防护至皮肤损伤痊愈。

（4）注意保护好放射区皮肤，标记要清楚，每天检查皮肤反应，发现异常立即就诊。

（5）出院时告知患者刚愈合的皮肤较嫩，应穿戴质地柔软的衣物，动作要轻柔，不可搔抓愈合皮肤；避免刚愈合的皮肤长期受压，以免愈合的皮肤再次受损；一旦皮肤再次受损，应及时就诊，并接受相应的治疗。

（6）建议从事放射作业的单位认真贯彻国家相关法律法规，规范放射工作人员的管理，定期进行职业卫生知识培训，增强放射工作人员的自我保护意识，并按照国家规定定期组织职业健康体检，配备放射作业所需的防护用品，不留安全隐患。

5. 案例分享

（1）基本资料：患者，男，50 岁，颈部恶性肿瘤，放疗 10 天后，颈部出现创面，来我院就诊。

（2）整体评估：患者意识清楚，精神可，颈部恶肿瘤，焦虑。创面持续疼痛，影响患者的生活质量。

（3）创面局部评估：颈部两侧肿胀明显，瘙痒，剧痛，并有严重烧灼感，皮肤呈紫红色，散在溃破，少量浆液性渗液，周围有色素沉着（图 4-3-19、图 4-3-21）。

（4）创面护理：碘伏消毒，生理盐水清洗创面，再外用莫匹罗星软膏抗感染治疗＋富林密（不定性水凝胶）保湿，纱布包扎。换药频次视敷料被渗液浸透情况决定。换药周期为 12 天，创面基本痊愈（图 4-3-20、图 4-3-22）。

（5）创面处理效果如图 4-3-19—图 4-3-22 所示。

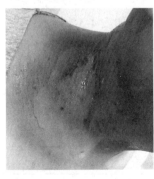

图 4-3-19　换药 3 次的创面（右颈部）　　图 4-3-20　换药 6 次的创面（右颈部）

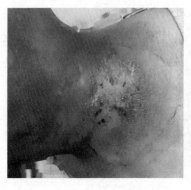 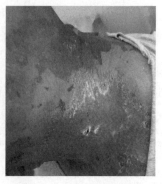

图 4-3-21　换药 3 次的创面（左颈部）　图 4-3-22　换药 6 次的创面（左颈部）

（吕娴、陈华玲、黎宁）

六、静脉炎与药物外渗性溃疡

（一）静脉炎

静脉炎，全称"血栓性静脉炎"，是指静脉血管的急性无菌性炎症。根据病变部位不同，静脉炎可分为浅静脉炎和深静脉炎。

1. 病因

长时间输注高浓度、刺激性较强的药液，或静脉内放置刺激性大的管道时间过长，可引起局部静脉壁发生化学炎症反应。此外，输液过程中无菌操作不严格也可导致局部静脉感染。

2. 临床特征

静脉炎表现为沿静脉走向出现条索状红线，局部组织发红、肿胀、灼热、疼痛，有时伴有畏寒、发热等全身症状。静脉炎临床分级如表 4-3-2 所示。

表 4-3-2　药物外渗的临床分级

等级	临床标准
0 级	无临床症状
1 级	穿刺部位发红，伴有或不伴有疼痛
2 级	穿刺部位疼痛、发红，伴有或不伴有水肿

续表

等级	临床标准
3级	穿刺部位疼痛、发红，伴有或不伴有水肿； 条索状物形成； 可触摸到条索状的静脉
4级	穿刺部位疼痛、发红，伴有或不伴有水肿； 条索状物形成； 可触摸到条索状的静脉，长度大于2.5cm； 脓液流出

3. 处理原则

静脉炎的处理原则是早发现，早处理。

（1）严格执行无菌操作，对血管壁有刺激的药物应充分稀释后再应用，并减慢滴数，防止药物漏出血管外；有计划地更换输液部位，保护静脉。

（2）如出现静脉炎，停止在此部位输液，抬高患肢并制动，局部用95%乙醇或50%硫酸镁溶液湿敷（早期冷敷，晚期热敷），每天2次，每次20分钟，也可用黄柏、厚朴、大黄、白芷、蒲公英、金银花及甘草等中药配方外敷。

（3）超短波理疗，每天1次，每次10~20分钟。

（4）如合并感染，遵医嘱行抗生素治疗。

4. 健康教育

（1）提高刺激性药物注射期间的自护和配合能力。

（2）暴露输注部位，按时观察输注部位的皮肤情况。

（3）切勿自行调节输液速度。

（4）在留置期间，穿刺肢体可以进行适当活动，但应避免剧烈活动、负重或长时间下垂。

（5）输液过程中，如有任何不适，及时告知医护人员。

5. 案例分享

（1）基本资料：患者，女，45岁，左下肢溃疡伴感染，入院后遵医嘱予0.9%生理盐水＋注射用头孢唑林钠1 g输注，2次/天。患者左手背留置20G普通留置针，48小时后发现输液通道堵塞，患者诉左手背疼痛，穿刺静脉发红。

（2）整体评估：患者意识清楚，精神可，焦虑。

（3）创面局部评估：患者左手背穿刺部位附近局部发热，穿刺静脉肿胀，沿静脉走行出现发红，可触及 8cm 静脉条索，疼痛评分为 3 分。

（4）创面护理：立即停止输液，拔除留置针，报告医生，遵医嘱给予 50% 硫酸镁溶液局部湿敷，多磺酸黏多糖乳膏外涂保护，外层使用水胶体敷料，每天换药 1 次，同时嘱患者抬高左上肢。第二天，局部发热消退，穿刺静脉肿胀、触痛明显减轻，疼痛评分为 1 分，静脉条索约 4cm（图 4-3-24）。第四天，穿刺静脉肿胀消失，疼痛评分为 0 分，静脉条索消失（图 4-3-25）。

（5）创面如图 4-3-23—图 4-3-25 所示。

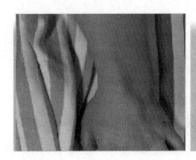 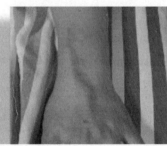 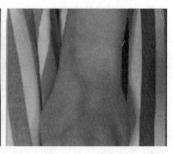

图 4-3-23　第一天，穿刺部位附近局部发热，穿刺静脉肿胀　图 4-3-24　第二天，局部发热消退，穿刺静脉肿胀、触痛明显减轻　图 4-3-25　第四天，穿刺静脉肿胀消失，静脉条索消失

（二）药物外渗

药物外渗是指在药物输注过程中，药物渗出或渗漏到皮下组织，造成一系列的不良反应。药物外渗导致的损伤程度与输注药物的性能、液体浓度、渗出量有关，严重者会留下后遗症甚至残疾。

1. 病因

（1）药物性质：钙、钾、显影剂、强心剂、肠外营养液、高浓度葡萄糖或氯化钠、细胞毒性药物、化疗药物等溶液可引起外渗损伤。其中，最严重的是化疗药物的外渗，可导致局部的不良反应，如静脉炎、疼痛、局部组织坏死等，还可导致全身的不良反应，如过敏、发热以及胃肠道、造血系统反应等。化疗药物外渗导致的损伤程度、性质、症状与药物的剂量、类型、输注方式及用药方案（药物组成、用药顺序等）相关。发疱性化疗药物外渗可引起水疱、局部组织坏死。

（2）护士相关因素。

①护士操作技术欠缺：护士选择静脉不当、反复穿刺血管造成损伤、药品推注速度

过快、穿刺不成功等因素很容易导致药物外渗。

②护士未按流程操作：护士推药前未检查针头是否在血管内，推药过程中压力过大，输注过程中未及时巡视发现药物外渗。

③护士知识缺乏：护士忽视化疗药物外渗的严重性，不了解药物不良反应可能导致的严重后果，对化疗患者及其家属的健康教育不到位。

（3）患者个体因素：药物外渗与患者的外周血管条件密切相关，血管硬化、肥胖、合并糖尿病、感觉减退等都是诱发药物外渗的高危因素。此外，药物外渗还与患者的治疗情况密切相关，如用药剂量、治疗次数、是否合并放疗、与末次治疗的间隔时间等。影响药物外渗的因素还包括患者的年龄、全身状况、其他脏器功能水平、是否合并其他疾病等。

2. 临床特征

（1）临床表现：药物外渗时，患者常主诉注射的部位有尖锐的刺痛或烧灼感，注射的部位有肿胀，静脉推注时感觉有阻力，滴注过程中溶液的流速突然变慢。化疗药物外渗损伤早期为化学性炎症反应，并发感染时疼痛加重，体温升高，可有白细胞升高，渗液常为脓黄色黏稠液体，伴随其他典型临床感染表现。刺激性药物外渗只会引起疼痛和静脉炎，而发疱性化疗药物外渗则会导致局部组织坏死。刺激性药物外渗者会出现沿静脉走向的皮肤发紧感，皮肤颜色发红或变暗，不会出现水肿、溃疡；发疱性化疗药物外渗者会出现局部疼痛、发红、水肿，若不处理，1~2 周会出现水疱和溃疡，继而局部组织坏死，需要外科清创或皮瓣移植治疗。

（2）临床分级如表 4-3-3 所示。

表 4-3-3　药物外渗的临床分级

等级	病情描述
0 级	没有症状
1 级	皮肤发白，水肿范围的最大处直径 < 2.5 cm，皮肤发凉，伴或不伴疼痛
2 级	皮肤发白，水肿范围的最大处直径为 2.5~15 cm，皮肤发凉，伴轻到中等程度疼痛
3 级	皮肤发白，呈半透明状，水肿范围的最大处直径 > 15 cm，皮肤发凉，伴轻到中等程度疼痛
4 级	皮肤发白，呈半透明状，皮肤紧绷，有渗出，呈凹陷性水肿，皮肤变色，有瘀伤、肿胀，水肿范围的最小处直径 > 15 cm，出现循环障碍，伴中度到重度疼痛

3. 处理原则

（1）预防措施。

①合理选择穿刺针：根据输液的目的、时间、药物类型，合理选择穿刺针。若为单次注射，可以选择普通的头皮针。根据血管直径及血管弹性情况，选择针头的大小，在满足输液目的的前提下，尽可能选择较细的针头，减少血管损伤。连续静脉输注普通药物或每天多次输液时，可以选择静脉留置针。

②合理选择穿刺静脉：大多数的药物外渗都发生在小静脉，如手背、手腕等部位的静脉。因此，输注药物时，尽量选择较粗直、弹性好、明显的静脉，避免在同一部位反复穿刺或选择循环功能不良的肢体血管。足部的静脉易形成血栓，一般不建议从下肢静脉给药。需要长时间输液或输注强刺激化疗药物时，最好选择中心静脉导管（central venous catheter，CVC）或外周中心静脉导管（peripherally inserted central venous catheter，PICC）。

③规范输注化疗药物：输注化疗药物前，要先注射生理盐水，确保针头在血管内。注射过程中，定时巡视和观察，加强交班，及时发现异常；若有疑似渗漏，最好重新选择血管再穿刺。注射化疗药物后，用生理盐水或封管液冲洗。同时注射多种药物时，先用刺激性强的药物，后用普通药物。推药过程反复回抽，检查是否有回血，以确保针头在血管内。

④做好健康宣教：向患者介绍药物的性质，特别是可能引起组织坏死的药物，一定要强调输液过程中密切观察，若有异常情况，第一时间告诉医护人员，以便及早发现药物外渗并及时处理。

⑤加强培训并及时处理上报：学习相关药物外渗损伤的特点及预防、处理方法，拟定相应的药物外渗护理应急措施，并严格执行。如出现药物外渗的不良反应，应及时上报。

（2）药物外渗的应急处理。

①局部封闭治疗：发现化疗药物外渗后，立即停止注射，保留外周静脉留置针或输液港针头，尽量回抽化疗药，然后拔出针头，更换注射器后再进行局部封闭治疗。局部封闭注射 2% 利多卡因 4 mL+0.9% 氯化钠 6 mL+ 地塞米松 1 mL，选择 4.5~5.5 号头皮针，以 15°~20° 角度进针，沿外渗范围做环形封闭注射，针头尽量到达红肿正中处。护理人员可根据外渗局部皮肤情况，行多次局部封闭注射，注射药物的范围要比外渗范围大 0.5~1.0 cm。

第四章　创面管理策略 / 123

②局部注射相应的解毒剂：使用解毒剂进行局部封闭，阻止药物与组织细胞结合，减轻局部组织反应和患者的疼痛感。针对发疱性化疗药物外渗，可以在局部注射相应的解毒剂，不同药物有对应的解毒剂及使用方法。

③冷敷：适用于蒽环类药物和氮芥外渗。发生药物外渗后，局部冷敷可减轻组织肿胀，降低细胞及神经末梢的敏感性，降低受损组织的代谢水平，进而限制组织损伤的范围，减轻疼痛。多西紫杉醇和紫杉醇外渗会导致皮肤着色、发红、敏感，因此只能冷敷，具体方法为 4 次 / 天，每次 20 分钟，持续 24~48 小时。

④热敷：可使血管扩张，加快药物的吸收与分散，减轻局部皮肤损害。冷敷会加重奥沙利铂所致的末梢神经毒性表现，因此，发生奥沙利铂外渗者可进行热敷。植物碱类抗癌药物外渗是否使用热敷还存在争议。热敷的具体方法为 4 次 / 天，每次 20 分钟，外渗后 24~48 小时使用。

（3）药物外渗的皮肤损伤处理。

①局部水疱：对于直径较小的水疱，要注意保护，避免摩擦，保持水疱的完整，抬高患肢，待水疱自然吸收。对于直径＞ 2 cm 的水疱，碘伏消毒后用 5 号细针头穿刺抽吸水疱内液体，再使用透明薄膜敷料、水胶体敷料、片状水凝胶等保护创面；若持续有液体渗出，可在消毒薄膜敷料或水胶体敷料后直接穿刺抽吸。

②局部坏死：非必要不手术，以免增加患者的痛苦。如出现局部坏死且程度不断加深，建议手术切除治疗。坏死范围较局限时，可采用自溶性清创清除坏死组织，保持创面湿润，促进肉芽生长。根据创面渗液情况选择合适的敷料，若坏死组织为黑色，可使用水凝胶溶解坏死组织；若坏死组织为黄色，则根据渗液量选择水胶体、藻酸盐、水凝胶等敷料清创。湿性愈合不仅可以溶解坏死组织、促进肉芽组织生长和上皮爬行，还可以有效缓解药物外渗引起的疼痛。

4. 健康教育

（1）药物使用前，详细交代药物的用途、输注过程中的注意事项、药物外渗的观察方法及可能产生的不良反应。尤其使用化疗药物时，应预防不良事件的发生。

（2）心理支持：向患者解释药物外渗处理的重要性，要求患者及其家属积极配合治疗还可与其他患者交流，解除思想压力，争取更多的社会支持。

（3）营养支持：鼓励患者多吃高蛋白、多维生素、低动物脂肪、易消化的食物，促进创面愈合。

5.案例分享

（1）基本资料：患者，男，59岁，体重70 kg，身高170 cm。于2022年8月14日凌晨4点检查时静脉注射造影剂（碘海醇注射液），渗透压为700 mmol/L（正常人体渗透压为280 mmol/L），造影剂40 mL注射进入右侧前臂，注射过程中患者主诉注射部位疼痛，立即停止注射，回抽药物后予地塞米松注射液湿敷注射部位，抬高右上肢并制动。药物外渗半小时后，可见患者右上肢肿胀并逐渐加重，有散在大小不等的水疱出现。患者既往有3级高血压，极高危11年，2型糖尿病11年，痛风，脑干梗死后遗症，多发性头颈部动脉硬化。

（2）整体评估：①患者有2型糖尿病，血糖值偏高（15 mol/L），出现创面容易感染且难愈合。②心理状况：焦虑，担心药物外渗的预后和转机。

（3）创面局部评估：创面分布于右前臂、右手，散在多个大小不等的水疱，疱皮薄，疱液清亮、淡黄，右上肢肿胀明显、张力大，疼痛评分为2分。

（4）创面护理。

①首次换药处理：水疱基底苍白。碘伏消毒，生理盐水清洗，大水疱给予低位引流，外用莫匹罗星软膏+地塞米松注射液，纱布包扎。嘱患者抬高右上肢，促进静脉回流，减轻肿胀。每天换药1次。

②8月18日处理：前臂内侧肘关节处散在红色皮疹，瘙痒伴疼痛。水疱基底转为淡红色，大水疱有少量浆液性渗液，小水疱已自行吸收，右上肢肿胀逐渐消退，疼痛评分为2分。给予生理盐水清洗，创面处外涂莫匹罗星软膏+地塞米松，皮疹处涂卤米松乳膏。

③8月21日处理：疱皮颜色由透明变为暗红色，疱皮下创面干燥，无液体渗出，皮疹消失，疼痛评分为1分。给予生理盐水清洗，外涂莫匹罗星软膏，纱布包扎。隔天换药1次。

④8月27日处理：疱皮颜色由暗红色变为黄褐色，疱皮下创面干燥，无液体渗出，疼痛评分为0分。给予生理盐水清洗，去掉疱皮见基底新生粉色上皮，继续外涂莫匹罗星软膏，纱布包扎，保护新生上皮。

（5）创面处理效果如图4-3-26—图4-3-29所示。

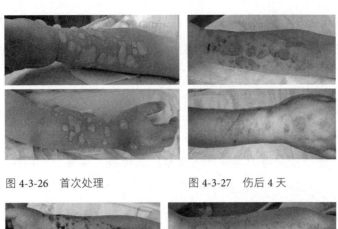

图 4-3-26 首次处理　　　　　图 4-3-27 伤后 4 天

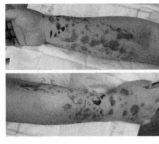

图 4-3-28 伤后 1 周　　　　　图 4-3-29 治疗 13 天后，创面基本愈合

（吕娴、陈华玲、黎宁）

七、坏死性筋膜炎

坏死性筋膜炎是一种快速进行性软组织感染，通常由多种病原微生物共同感染引起，其牵连的范围包括皮下组织、表浅及深层筋膜，但不累及感染部位的肌肉组织。

1. 病因

坏死性筋膜炎是指多种细菌侵入皮下组织和筋膜，细菌感染沿着筋膜组织迅速且广泛地潜行蔓延，引起感染组织广泛性的炎性充血、水肿，继而皮肤和皮下的小血管网发生炎性栓塞，组织营养障碍，皮肤缺血、坏死。受累筋膜内血管有纤维性栓塞，动、静脉壁出现纤维素样坏死。

2. 临床特征

（1）局部症状：①出现轻微蜂窝织炎样表现，早期局部皮肤红肿，呈紫红色片状，边界不清，疼痛。感染 24 小时内可波及整个肢体。②疼痛缓解，患部出现麻木。③伴随感染进展，局部皮肤出现血性水疱。④大量奇臭的脓性和血性渗液，有时产生皮下气体，局部皮肤有捻发音。

（2）全身中毒症状：早期局部感染症状尚轻，患者可出现畏寒、高热、厌食、脱水、意识障碍、低血压、贫血、黄疸等严重的全身性中毒症状；若未及时救治，会出现弥漫性血管内凝血、脓毒症休克等。

3. 处理原则

坏死性筋膜炎的处理原则是早期诊断，尽早清创，应用抗生素治疗和全身支持治疗。

（1）抗生素治疗：全身中毒症状出现早，病情重，应联合应用抗生素治疗。在未行细菌培养之前，应选择广谱抗菌药物。

（2）手术治疗：大剂量抗生素治疗 1~3 天但无明显效果时，应立即手术治疗，彻底清除所有坏死组织，充分引流。感染控制及创面清洁后，再予以皮片覆盖受损部位。

（3）支持治疗：积极纠正水、电解质紊乱。贫血、低蛋白血症者，可输注新鲜血、白蛋白或血浆；可采用鼻饲或静脉高营养、要素饮食等，保证足够的热量摄入。

4. 健康教育

（1）受伤后及时处理创面，保持创面清洁，就近就医。

（2）提高机体免疫力，积极治疗原发的全身性疾病和局部皮肤损伤。

（3）长期使用皮质类固醇和免疫抑制剂者，应注意加强全身营养，预防外伤的发生。

5. 案例分享

（1）基本资料：患者，女，47 岁，于 2019 年 5 月 5 日田间劳动后无明显诱因出现四肢、躯干多处红斑、丘疹伴瘙痒，当时无发热、畏寒，无皮肤肿胀等不适；于 5 月 19 日出现间断发热；于 5 月 22 日出现右下肢红肿、疼痛，右下肢皮肤开始出现片状水疱，逐渐破溃、坏死，右下肢持续肿胀，疼痛难忍；于 5 月 25 日来我院就诊，因"全身皮疹、发热、右下肢肿痛 20 天，加重 4 天"入院。

（2）整体评估。

①生命体征：体温 37.8 ℃，心率 139 次 / 分，呼吸频率 25 次 / 分，血压 94/55 mmHg。

②实验室检查：白细胞 11.35×10^9/L，中性粒细胞百分比 94.4%，血小板 35×10^9/L，血红蛋白 90 g/L，降钙素原 28.54 ng/mL，活化部分凝血活酶时间（activated partial thromboplastin time，APTT）44.4 秒，白蛋白 22.8 g/L，钾 3.38 mmol/L，钙 1.98 mmol/L，血糖 3.34 mmol/L。

③组织活检：纤维及脂肪组织大片坏死伴中性粒细胞浸润，符合化脓性炎改变。术中坏死组织病原学检查示：化脓性链球菌。

④患者病情重，有低蛋白血症，创面感染，渗液较多，创面难愈合。

（3）创面局部评估：右大腿内侧、右膝部及右小腿可见大片皮肤破溃，面积约为 35 cm×25 cm。创面皮肤大部分苍白，右小腿可见水疱形成，疱液清亮、血浆性。创面中心近膝关节处可见一皮肤坏死区，面积约为 10 cm×8 cm，右大腿肿胀明显，压痛，足背动脉可触及（图 4-3-30）。

（4）创面护理：首次换药时，碘伏消毒，生理盐水清洗创面，剪破水疱后排出渗液，保留表皮，再外用莫匹罗星软膏抗感染治疗＋生长因子促进创面生长，纱布包扎。入院后，在全麻下先后行 4 次行清创负压、削痂清创、清创植皮术，1 月余创面基本愈合（图 4-3-33）。

（5）创面处理效果如图 4-3-30—图 4-3-33 所示。

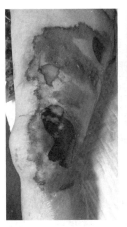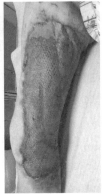

图 4-3-30　首次就诊　　图 4-3-31　术中创面情况

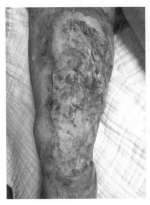

图 4-3-32　清创负压后　　图 4-3-33　植皮术后，创面基本愈合

（吕娴、肖世莉、黎宁）

参考文献

［1］ 伍素华，张雅萍. 烧伤护理学［M］. 2 版. 北京：科学技术文献出版社，2012.

［2］ 杨宗城，汪仕良，周一平. 实用烧伤外科手册［M］. 北京：人民军医出版社，2000.

［3］ 陈思涓，谌永毅，谭慧，等. 恶性肿瘤伤口评估及管理的研究进展［J］. 中国护理管理，2018，18（11）：1558-1561.

［4］ 何振华，孙晓芬，徐敏. 恶性肿瘤伤口渗液评估和管理的研究进展［J］. 护理管理杂志，2019，19（2）：119-124.

［5］ 瞿小龙，蒋琪霞. 恶性肿瘤伤口气味评估与管理的研究进展［J］. 中国护理管理，2014，14（4）：435-437.

［6］ 周昕，蒋琪霞，彭青，等. 姑息护理方案在癌性伤口中的应用研究［J］. 护理研究，2014，28（35）：4402-4403.

［7］ 李佳，邢志伟，于程程，等. 放射性皮肤损伤研究进展［J］. 中华临床医师杂志（电子版），2013，7（6）：2650-2652.

［8］ 李乐之，陆潜. 外科护理学［M］. 北京：人民卫生出版社，2017.

［9］ 孟庆义. 急诊护理学［M］. 北京：人民卫生出版社，2009.

［10］ 罗成群，彭浩. 危重烧伤救治［M］. 长沙：中南大学出版社，2011.

［11］ 张学军. 皮肤性病学［M］. 8 版. 北京：人民卫生出版社，2013.

［12］ 王昊，孙晓杰. 坏疽性脓皮病 21 例临床分析［J］. 中国医药指南，2018，16（5）：31.

［13］ 闫锦爱，赵文丽. 坏疽性脓皮病的创面护理［J］. 护理研究，2004，18（4）：338.

［14］ 胡爱玲，郑美春，李伟娟. 现代伤口与肠造口临床护理实践［M］. 北京：中国协和医科大学出版社，2010.

［15］ 秦海洸，张爱珍，耿琳. 皮肤科新医师手册［M］. 北京：化学工业出版社，2008.

［16］ 陈吉辉，汪盛. 皮肤性病科护理手册［M］. 北京：科技出版社，2010.

［17］ 赵辨. 中国临床皮肤病学［M］. 南京：江苏凤凰科学技术出版社，2017.

［18］ 解怡洁，张媛，蒋琪霞. 含银敷料在 1 例多发压疮合并金黄色葡萄球菌感染患者伤口护理中的应用［J］. 中华现代护理杂志，2013，19（7）：850-852.

［19］ 郭爱琴，张宏宇. 复方利多卡因乳膏在皮肤科小手术中的麻醉应用［J］. 岭南皮肤性病科杂志，2009，16（6）：395-396.

［20］ 施宗平，肖艳，林琳，等. 2 例重症大疱性表皮坏死松解型药疹病人的护理［J］. 中华护理杂志，2002，37（9）：695-696.

［21］ 魏宗婷，陈旭光. 大疱性表皮松解坏死型药疹的临床观察与护理［J］. 护理研究，2017，31（30）：3865-3866.

［22］ 徐元玲，沈云. 坏疽性脓皮病临床识别和创面护理的研究现状［J］. 中国实用护理杂志，

2018，34（7）：552-555.

［23］　徐瑾，施小红.危重症患者失禁性皮炎的护理研究进展［J］.中华现代护理杂志，2017，23（8）：1180-1184.

［24］　王泠，郑小伟，马蕊，等.国内外失禁相关性皮炎护理实践专家共识解读［J］.中国护理管理，2018，18（1）：3-6.

［25］　袁秀群，孟晓红.2015年首版《失禁护理实践指南》解读及护理启示［J］.循证护理，2016，2（1）：21-24.

［26］　申幸伟.肛门直肠术后伤口延迟愈合的原因分析和处理［J］.中国医药指南，2009，7（3）：100-101.

［27］　曾立云.造口伤口护士临床工作手册［M］.北京：人民卫生出版社，2018.

［28］　欧红红.坏死性筋膜炎的临床护理体会分析［J］.中外医学研究，2013，11（10）：70-71.

［29］　陈金星.12例头皮延期愈合伤口病人的评估及护理［J］.全科护理，2013，11（8）：700-701.

［30］　王威，李进.实用糖尿病足伤口护理手册［M］.北京：北京科学技术出版社，2009.

［31］　王荣.分析药物外渗的原因及综合护理［J］.世界最新医学信息文摘，2018，18（37）：246-247.

［32］　陈健民，陈立安，陈梓锋，等.富血小板血浆修复慢性难愈合伤口的应用［J］.岭南现代临床外科，2013，13（3）：210-213.

［33］　王双义，李宁毅，王玉民，等.富血小板血浆促进软组织损伤修复的实验研究［J］.现代口腔医学杂志，2010，24（4）：268-272.

［34］　王泠，胡爱玲.伤口造口失禁专科护理［M］.北京：人民卫生出版社，2018.

［35］　胡嘉念.烧伤创面处理图谱［M］.北京：科学技术文献出版社，2008.

［36］　王振甫，陈鹏，吴淑秋.犬咬伤急诊延迟缝合与一期缝合的临床疗效比较［J］.实用手外科杂志，2022，36（3）：354-356.

［37］　刘梦龙，王海燕，周馨，等.高压氧联合负压创面治疗技术对早期蝮蛇咬伤的疗效观察［J］.遵义医科大学学报，2022，45（3）：383-386.

［38］　张国光，容海燕，王浠睿，等.富血小板血浆治疗毒蛇咬伤难愈合性创面的疗效评价［J］.中国麻风皮肤病杂志，2022，38（8）：545-548.

［39］　吴玉洁，吴利平，冷虹瑶，等.狗咬伤患者伤口感染预防及管理的最佳证据总结［J］.护理学报，2022，29（5）：52-56.

［40］　黄秀玲，彭青，谷宇，等.1例全身多处犬咬伤继发感染的临床报告［J］.创伤外科杂志，2022，24（2）：144-146.

［41］　罗海燕，刘鸣江，谢松林，等.眼镜蛇咬伤致四肢深层溃疡患者行皮瓣修复的护理［J］.中华护理杂志，2019，54（8）：1201-1204.

［42］　陈瑞丰，陈庆军.中国犬咬伤治疗急诊专家共识（2019）［J］.解放军医学杂志，2019，44（8）：636-642.

［43］ 郭志涛，王传林，黄涛.清创缝合术对动物重度咬伤伤口愈合效果的影响［J］.中国预防医学杂志，2017，18（12）：958-960.

［44］ 刘永辉.小切口负压治疗对毒蛇咬伤后肢体肿胀及炎症反应的影响观察［J］.基层医学论坛，2017，21（7）：821-822.

［45］ 王万春，严张仁.毒蛇咬伤中医诊疗方案专家共识（2016版）［J］.中医杂志，2017，58（4）：357-360.

［46］ 曾杰，陈宁波，胡卫健.负压封闭引流技术应用于下肢蛇咬伤切开减压术后的临床疗效分析［J］.重庆医学，2014，43（33）：4519-4521.

［47］ 李长春，李明朗，李鹏举，等.256例严重犬咬伤创口处理体会［J］.江苏医药，2013，39（7）：830-831.

［48］ 吴淑华，胡艳丽，李健慧.26例犬咬伤开放伤口的护理［J］.中华护理杂志，2012，47（12）：1065-1066.

［49］ 郝岱峰，冯光.创面修复外科住院医师手册［M］.北京：金盾出版社，2015.

［50］ 郭宗慧，余霄，唐寅，等.真皮下血管网层反取皮回植联合负压封闭引流在下肢大面积皮肤撕脱伤中的应用［J］.中国骨伤，2019，32（6）：569-573.

［51］ 王栋栋，熊健斌，孙宏志，等.封闭负压引流技术联合抗生素骨水泥应用于下肢大面积撕脱伤的疗效［J］.中国现代医学杂志，2017，27（8）：85-89.

［52］ 黄闻，李伟人，刘宁.车祸致皮肤撕脱伤20例治疗［J］.中国全科医学，2010，13（33）：3780-3781.

［53］ 成亮，柴益民.肢体皮肤撕脱伤的治疗进展［J］.中国修复重建外科杂志，2010，24（6）：758-760.

［54］ 张建超，沈国良，赵小瑜，等.中厚皮片和真皮下血管网皮瓣联合封闭式负压引流技术修复四肢大面积皮肤撕脱伤［J］.中国修复重建外科杂志，2010，24（3）：374-375.

［55］ 王金文，姚炜，张磊，等.新型敷料在犬咬伤严重暴露创面伤口床准备的对比研究［J］.中国急救医学，2008（6）：541-544.

［56］ 杨进顺，王胜标.50例下肢大面积皮肤撕脱伤的处理［J］.中华创伤杂志，2000，16（6）：371-372.

［57］ 马显杰，夏炜，艾玉峰，等.小儿皮肤撕脱伤的特点及治疗原则［J］.第四军医大学学报，1999，20（11）：996-998.

［58］ 陈慈玉，黄勤兰，徐祝丽，等.3M皮肤保护膜联合造口粉预防大便失禁相关性皮炎的效果观察［J］.现代临床护理，2015，14（5）：51-53.

［59］ 刘启慧，肖淑立.结构化皮肤护理方案在预防老年脑卒中患者失禁性皮炎中的应用效果［J］.护理实践与研究，2022，19（3）：403-406.

［60］ 夏永梅，石秀玲，王慧慧，等.失禁风险评估量表在ICU大便失禁患者护理中的应用［J］.实用临床护理学电子杂志，2017，2（22）：52-53.

［61］ 王水连，杨珍，张宝珍，等．失禁相关性皮炎评估工具的临床应用研究进展［J］．国际护理学杂志，2022，41（10）：1917-1920．

［62］ 顾艮莹，熊兴林，李杰，等．ICU 患者失禁相关性皮炎预防与管理的最佳证据总结［J］．护士进修杂志，2022，37（17）：1561-1566．

［63］ 李杨，王园园，邢可，等．坏疽性脓皮病的治疗现状及最新进展［J］．中华烧伤与创面修复杂志，2022，38（6）：574-579．

［64］ 杨岚，杨青文，付妍婕．坏疽性脓皮病发病机制与诊断的研究进展［J］．中华烧伤与创面修复杂志，2022，38（6）：569-573．

［65］ 赵景峰，郝岱峰，李涛，等．坏疽性脓皮病的临床特征和治疗情况分析［J］．中华烧伤与创面修复杂志，2022，38（6）：506-511．

［66］ 李垚莹．一例系统性红斑狼疮伴血管炎性溃疡的护理［J］．护士进修杂志，2016，31（3）：285-287．

［67］ Frykberg R G，Zgonis T，Armstrong D G，et al. Diabetic foot disorders. A clinical practice guideline（2006 revision）［J］．J Foot Ankle Surg，2006，45（5 Suppl）：S1-S66.

［68］ Younes N A，Albsoul A M. The DEPA scoring system and its correlation with the healing rate of diabetic foot ulcers［J］．J Foot Ankle Surg，2004，43（4）：209-213.

［69］ Schaper N C. Diabetic foot ulcer classification system for research purposes：a progress report on criteria for including patients in research studies［J］．Diabetes Metab Res Rev，2004，20（Suppl 1）：S90-S95.

［70］ Strauss M B，Aksenov I V. Evaluation of diabetic wound classifications and a new wound score［J］．Clin Orthop Relat Res，2005，439：79-86.

［71］ Gul A，Basit A，Ali S M，et al. Role of wound classification in predicting the outcome of diabetic foot ulcer［J］．J Pak Med Assoc，2006，56（10）：444-447.

［72］ Beckert S，Witte M，Wicke C，et al. A new wound-based severity score for diabetic foot ulcers：a prospective analysis of 1，000 patients［J］．Diabetes care，2006，29（5）：988-992.

［73］ Ramasubbu D A，Smith V，Hayden F，et al. Systemic antibiotics for treating malignant wounds［J］．Cochrane Database Syst Rev，2017，8（8）：CD011609.

［74］ McDonald A，Lesage P. Palliative management of pressure ulcers and malignant wounds in patients with advanced illness［J］．J Palliat Med，2006，9（2）：285-295.

［75］ Adderley U J，Holt I G. Topical agents and dressings for fungating wounds［J］．Cochrane Database Syst Rev，2014，5（5）：CD003948.

［76］ Stringer J，Donald G，Knowles R，et al. The symptom management of fungating malignant wounds using a novel essential oil cream［J］．Wounds UK，2014，10（3）：54-59.

［77］ Gethin G，Grocott P，Probst S，et al. Current practice in the management of wound odour：an international survey［J］．Int J Nurs Stud，2014，51（6）：865-874.

［78］ Villela-Castro D L, Santos V L C G, Woo K. Polyhexanide versus metronidazole for odor management in malignant（fungating）wounds: a double-blinded, randomized, clinical trial［J］. J Wound Ostomy Continence Nurs, 2018, 45（5）: 413-418.

［79］ Tamai N, Mugita Y, Ikeda M, et al. The relationship between malignant wound status and pain in breast cancer patients［J］. Eur J Oncol Nurs, 2016, 24: 8-12.

［80］ Alexander S. Malignant fungating wounds: key symptoms and psychosocial issues［J］. J Wound Care, 2009, 18（8）: 325-329.

［81］ Tilley C, Lipson J, Ramos M. Palliative wound care for malignant fungating wounds: holistic considerations at end-of-life［J］. Nurs Clin North Am, 2016, 51（3）: 513-531.

［82］ Haesler E, Swanson T, Ousey K, et al. Clinical indicators of wound infection and biofilm: reaching international consensus［J］. J Wound Care, 2019, 28（Sup3b）: S4-S12.

［83］ Dalli R L, Kumar R, Kennedy P, et al. Toxic epidermal necrolysis/Stevens-Johnson syndrome: current trends in management［J］. ANZ J Surg, 2007, 77（8）: 671-676.

［84］ Kennedy K L. Product categories and definitions for incontinence/perineal care［J］. Ostomy Wound Manage, 1996, 42（10）: 62-64.

［85］ Maverakis E, Ma C, Shinkai K, et al. Diagnostic criteria of ulcerative pyoderma gangrenosum: a delphi consensus of international experts［J］. JAMA Dermatol, 2018, 154（4）: 461-466.

［86］ Ortega-Loayza A G, Friedman M A, Reese A M, et al. Molecular and cellular characterization of pyoderma gangrenosum: implications for the use of gene expression［J］. J Invest Dermatol, 2022, 142（4）: 1217-1220.

［87］ Ortega-Loayza A G, Nugent W H, Lucero O M, et al. Dysregulation of inflammatory gene expression in lesional and nonlesional skin of patients with pyoderma gangrenosum［J］. Br J Dermatol, 2018, 178（1）: e35-e36.

［88］ Ashchyan H J, Butler D C, Nelson C A, et al. The association of age with clinical presentation and comorbidities of pyoderma gangrenosum［J］. JAMA Dermatol, 2018, 154（4）: 409-413.

［89］ Binus A M, Qureshi A A, Li V W, et al. Pyoderma gangrenosum: a retrospective review of patient characteristics, comorbidities and therapy in 103 patients［J］. Br J Dermatol, 2011, 165（6）: 1244-1250.

［90］ Thomas K S, Ormerod A D, Craig F E, et al. Clinical outcomes and response of patients applying topical therapy for pyoderma gangrenosum: a prospective cohort study［J］. J Am Acad Dermatol, 2016, 75（5）: 940-949.

［91］ Song H, Lahood N, Mostaghimi A. Intravenous immunoglobulin as adjunct therapy for refractory pyoderma gangrenosum: systematic review of cases and case series［J］. Br J Dermatol, 2018, 178（2）: 363-368.

第五章
创面管理中的相关问题

创面管理过程中会出现诸多影响创面愈合的问题，如感染、疼痛、营养缺乏、不良心理状态等，不仅给治疗及护理增加困难，还给患者造成身心痛苦，给家庭和社会带来沉重负担。因此，我们应高度重视创面管理中的相关问题，在临床工作中积极做好宣教、预防、治疗及护理，促进创面早期愈合。

第一节　疼痛管理

疼痛被认为是人体的第五大生命体征，越来越受到人们的重视。创面疼痛可给患者带来一系列心理及生活问题，从而延迟创面愈合。疼痛严重时可导致神经免疫系统功能失调，增加创面感染风险，进而影响创面的愈合速度和质量。

一、疼痛的定义

疼痛是一种令人不快的感觉和情感体验，伴随着现有或潜在的组织损伤，是机体对有害刺激的一种保护性防御反应，是人体最强烈的应激因素之一。疼痛有双重含义，即痛觉和痛反应。痛觉是一种意识现象，是个体的主观知觉体验；痛反应是机体对疼痛刺激所产生的一系列生理病理变化和心理变化。据报道，81% 的人在一生中至少经历过一次疼痛。在一项随机调查中，66% 的人称身体患有疼痛。

二、疼痛的分类

疼痛有多种分类方法，常用的疼痛分类方法是按照疼痛的病程、性质、部位、起始部位及传导途径等分类。

1. 按照病程分类

（1）急性疼痛：指突然发生，有明确的开始时间，持续时间比较短，以数分钟、数小时、数天之内比较多见，用镇痛方法可以控制的疼痛，如创伤性疼痛、术后疼痛、急性腹痛等。

（2）慢性疼痛：指持续 3 个月或以上的疼痛，常伴随复杂难治疾病，具有持续性、顽固性和反复性的特点，临床上是难以控制的，如神经痛、颈肩腰腿痛、癌性痛等。

2. 按照疼痛的性质分类

（1）钝痛：如酸痛、胀痛、闷痛等。

（2）锐痛：如刺痛、切割痛、灼痛、撕裂样痛、爆裂样痛等。

（3）其他疼痛：如跳痛、压榨样痛、牵拉样痛等。

3. 按照疼痛的部位分类

疼痛按照部位可分为头痛、胸痛、腹痛、腰背痛、骨痛、关节痛、肌肉痛等。

4. 按照起始部位及传导途径分类

疼痛按照起始部位及传导途径可分为皮肤痛、内脏痛、躯体痛、牵涉痛、假性痛、神经痛。

5. 癌性疼痛

癌症早期的疼痛往往无特异性，不同部位的癌性疼痛的性质和程度均不相同，可表现为钝痛、胀痛等；癌症中、晚期的疼痛剧烈，不能忍受，需要用药物缓解。

三、疼痛评估的主要方法

疼痛评估是指对疼痛的性状、强度、部位、持续时间、变化规律等的评估。疼痛性状主要依赖于患者的主观描述。疼痛评估研究最多是疼痛强度评估，目前有多种疼痛强度评估方法，在此着重介绍以下几种。

1. 数字分级评分法

数字分级评分法（numerical rating scale，NRS）准确简明，曾被美国疼痛学会视为疼痛评估的金标准。适用于意识清醒、能够自我报告疼痛的患者。NRS 用 0~10 分表示患者的疼痛程度，0 分、1~3 分、4~6 分、7~10 分四个区间分别代表无疼痛、轻度疼痛、中度疼痛、剧烈疼痛。

2. 视觉模拟评分法

视觉模拟评分法（visual analogue scale，VAS）是指在一条长 10 cm 的线上形成测量尺，测量尺的两端分别表示无痛和剧烈疼痛两个极端疼痛程度，通过患者在测量尺上做出的最能反应自身疼痛程度的位置标记来判断疼痛程度（图 5-1-1）。

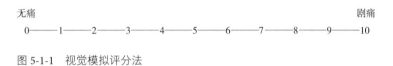

图 5-1-1　视觉模拟评分法

3. 修订版 Wong–Baker 面部表情疼痛评估法

最初的 Wong-Baker 面部表情疼痛评估法（Wong-Baker faces pain scale，FPS）是由唐娜·王（Donna Wong）和康妮·贝克（Connie Baker）为儿童疼痛测量开发的，后续经过修订，形成了修订版 Wong-Baker 面部表情疼痛评估法（Wong-Baker faces pain scale revision，FPS-R）。适用于交流困难（如儿童、老年人、意识不清或其他交流障碍）的患者。FPS-R 是根据患者疼痛时的面部表情状态判断疼痛程度（图 5-1-2）。

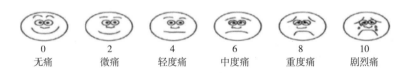

图 5-1-2　修订版 Wong-Baker 面部表情疼痛评估法

4. 语言分级评分法

语言分级评分法（verbal rating scale，VRS）是加拿大 McGill 疼痛问卷的一部分，临床医生常常将其独立出来用于测量单维度的疼痛强度。适用于有一定语言理解能力的患者。VRS 的常用方法是 5 点评分法，1 表示轻微的疼痛，2 表示引起不适感的疼痛，3 表示比较疼痛 / 难受，4 表示严重的疼痛，5 表示剧烈的疼痛（图 5-1-3）。

0	1	2	3	4	5
无痛	轻度不适	不适	比较疼痛 / 难受	非常疼痛	疼痛到极点

图 5-1-3　语言分级评分法

5. FLACC 行为疼痛评估工具

FLACC 行为疼痛评估工具 [Face Legs Activity Cry and Consolability（FLACC）behavioral pain assessment tool] 适用于 2~7 岁儿童，评估内容包括脸、腿、活动度、哭闹、可安慰性 5 个条目，每个条目计 0~2 分，总分为 0~10 分（表 5-1-1）。

表 5-1-1　FLACC 行为疼痛评估工具

条目	0 分	1 分	2 分
脸	微笑或无特殊表情	偶尔出现痛苦表情或皱眉，不愿交流	经常或持续出现下颌颤抖或紧咬
腿	放松或保持平常的姿势	紧张、不安，保持不舒服的姿势	踢腿或僵直不动
活动度	静卧，正常体位，轻松活动	扭动，翻来覆去，紧张	身体痉挛，呈弓形，僵直
哭闹	不哭	呻吟，啜泣，偶尔诉痛	一直哭泣，尖叫，经常诉痛
可安慰性	满足，放松	偶尔抚摸或拥抱可安慰	很难安慰

6. BPS 行为疼痛量表

BPS 行为疼痛量表（behavioral pain scale，BPS）适用于机械通气的危重症患者，评估内容包括面部表情、上肢活动、机械通气顺应性（插管）、发声（非插管）4 个疼痛指标，每个疼痛指标从 1 分（无反应）到 4 分（完全反应），总分为 3~12 分，分数越高说明患者疼痛程度越高（表 5-1-2）。

表 5-1-2　BPS 行为疼痛量表

疼痛指标	1 分	2 分	3 分	4 分
面部表情	放松	部分紧张	完全紧张	扭曲
上肢运动	无活动	部分弯曲	上肢完全弯曲	完全回缩
机械通气顺应性（插管）	完全能耐受	呛咳，大部分时候能耐受	对抗呼吸机	不能控制通气
发声（非插管）	无疼痛相关发声	呻吟 ≤ 3 次 / 分钟且每次持续时间 ≤ 3 秒	呻吟 > 3 次 / 分钟且每次持续时间 > 3 秒	咆哮或使用"哦""哎呦"等言语抱怨，或屏住呼吸

四、因创面引发疼痛的管理与治疗

患者有镇痛需求或疼痛评分在 3 分以上时，应实施积极有效的疼痛控制方案，以减轻、控制患者的疼痛。管理过程中还应动态评估疼痛控制效果，必要时遵医嘱增加用药剂量或联合用药，或改用、联合其他疼痛控制措施，以达到最佳疼痛控制效果。疼痛治疗通常包括非药物治疗和药物治疗两大类。

创面治疗首先需要了解病因，这有助于缓解慢性持续性疼痛（背景性疼痛）。例如，针对患静脉性溃疡肢体，必须进行抬高和压迫治疗；针对压力性溃疡，必须进行减压治疗；针对缺血性溃疡，必须进行血管手术，改善血流。

（1）非药物治疗。

①冷疗：可以直接终止热力对皮肤组织的进一步损伤，降低暴露神经末梢痛觉灵敏度，减少 5- 羟色胺（5-HT）等的生成，减少创面血流及肿胀程度等，对烧伤急性疼痛有较好的镇痛效果。用冷水、自来水等直接冲洗或浸泡刚受伤的创面，持续时间为 15~30 分钟或持续到冷疗停止后创面不再有明显疼痛为止。冷疗温度为 10~20 ℃（夏天可适当降低温度），不要刻意追求低温，温度过低可能加重损伤。

②选择合适的治疗方案：对于外伤性疼痛，可以通过创面包扎、止血及患肢固定等方式减轻疼痛；对于烧伤性疼痛，可以通过选择合适的外敷料、尽早手术、加强手卫生及标准预防等方式控制感染，减少换药次数，减轻患者的操作性疼痛。

③换药技术：做好对患者的解释、沟通工作，说明换药的程序及步骤，让患者对整个换药事件有简单的了解和心理准备；提供舒适的环境，关闭窗户，避免气流，维持舒适的环境温度；在不违背创面换药无菌原则的情况下，为每位患者个体化设定舒服的体位；在去除敷料过程中，尽量将全层敷料浸湿，尤其有必要将与创面直接接触的敷料全层浸湿；换药过程中动作要轻柔，避免擦伤创面；动作要缓慢，应平行揭除内层敷料，非必要不接触创面床；冲洗液在使用前应加温至接近体温；当患者发出强烈疼痛信号时停止换药，给予安慰。

④应用新型敷料：具有不粘连创面、营造湿性环境（如水胶体敷料、含银敷料等）、预防感染、减少换药次数及减轻操作性疼痛等特性。

⑤音乐疗法：能明显影响人体大脑右半球功能，使脑垂体分泌具有止痛作用的内啡肽，降低儿茶酚胺水平，减轻疼痛。音乐疗法在疼痛管理中的作用已得到肯定。音乐可使患者感到轻松、愉悦，应用时一般以柔和的背景音乐为主，或选择患者喜欢且能放

松身心的乐曲。音量控制在患者能接受的范围内，一般是 50~60 dB，以高出现场声音 4~7 dB 为宜。

⑥虚拟现实技术：是由多种硬件和软件生成的多维度、多感官的虚拟环境。患者需要佩戴头戴式显示器、耳机，封闭外界景象、声音及其他感觉，通过操作控制器、运动追踪器等多种交互设备使整个身体沉浸至动态视景和实体行为交互的虚拟世界，以减少对疼痛的关注度，达到控制疼痛的目的。在不满足专业条件的情况下，也可以通过播放患者喜欢的影视剧或动画等，达到类似的目的与效果。

⑦按摩及其他治疗：以合适的力度、方向、速度按摩创周能较好地缓解患者的疼痛。教会患者进行适当的深呼吸运动，用鼻深吸气，然后慢慢从口中呼出，这种节律缓慢的呼吸训练可使身心放松，从而消除紧张、焦虑等不良情绪，达到缓解疼痛的目的。此外，催眠术作为一种心理暗示和心理治疗手段，对创面疼痛也有较好的镇痛效果，但需要注意催眠术带来的心理副作用。

⑧疼痛知识宣教：对患者及其家属进行疼痛及相关疾病知识宣教，告知其正确评估及描述疼痛的方法，向其讲解不良反应及应对方法等。针对相关疾病所导致的疼痛，要告知患者疾病的发生发展规律及治疗手段等，有利于缓解患者的焦虑和疼痛程度。

⑨心理治疗：在疼痛管理中，对患者进行心理治疗和护理可起到事半功倍的效果。告知患者缓解疼痛的方法和技巧，指导患者正确使用止痛药物，如药物的选择、用药剂量、用药时间等。

（2）药物治疗。

①镇痛药物：按照药理学特点可分为 4 类。

阿片类药物：通过作用于中枢与外周神经的阿片受体而发挥镇痛作用，常用于中、重度疼痛的治疗。代表性药物有吗啡、哌替啶、芬太尼、羟考酮、美沙酮等。

非甾体消炎药：是临床上应用最为广泛的一类药物，主要通过抑制环氧化酶的活性，减少前列腺素等致痛致炎因子的合成，发挥镇痛及抗炎作用，主要用于轻、中度疼痛治疗。代表药物有氟比洛芬酯、布洛芬、阿司匹林、对乙酰氨基酚、萘普生、双氯芬酸、塞来昔布等。

辅助类镇痛药：与阿片类药物或非甾体消炎药联合用药，达到增强镇痛的效果。代表药物有三环抗抑郁药、抗癫痫药、糖皮质激素等。

其他类镇痛药物：主要包括非阿片类中枢镇痛药物，如曲马朵、氯胺酮、氧化亚氮（俗称"笑气"）、中成药制剂等。这类药物具有镇痛和镇静作用，但在中、重度疼痛治疗中，需要建立完整的管理制度，以降低治疗风险。

三阶梯镇痛疗法：第一阶梯，使用非阿片类药物，酌情加用辅助类镇痛药，主要用于轻度疼痛患者。第二阶梯，选用弱阿片类药物，酌情加用辅助类镇痛药，主要用于中度疼痛患者。第三阶梯，选用强阿片类药物，酌情加用辅助类镇痛药，主要用于重度疼痛、剧烈癌痛的患者。三阶梯镇痛药物的常用有效剂量、给药途径和主要不良反应如表5-1-3所示。

表 5-1-3　三阶梯镇痛药物

分类	常用有效剂量（mg/4~6 h）	给药途径	主要不良反应
非阿片类			
阿司匹林	250~1000	口服	过敏、胃肠道刺激、血小板减少
对乙酰氨基酚	500~1000	口服	肝、肾毒性
布洛芬	200~400	口服	胃肠道刺激、血小板减少
吲哚美辛	25~50	口服	胃肠道刺激
萘普生	250~500	口服	胃肠道刺激
弱阿片类			
可待因	250~1000	口服	便秘、呕吐
	30	肌内注射	头痛
羟考酮	200~400	口服	便秘、呕吐
曲马朵	25~50	口服	头晕、恶心、呕吐、多汗
强阿片类			
吗啡	5~30	口服	便秘、呕吐
	10	肌内注射	低血压、晕厥、缩瞳
美沙酮	5~20	口服	便秘、恶心、呕吐
	10	肌内注射	药物蓄积会导致长时间镇静和呼吸抑制
氧吗啡	6	口服	便秘、恶心、呕吐、低血压眩晕、口干、直立性低血压

②创面操作性疼痛的治疗。

口服给药：是首选途径，具有给药方便、安全性好、疗效肯定的优点。一般于操作前 1 小时给药。可单一用药，也可联合用药。用药后注意观察药物疗效及不良反应，及时汇报处置。

注射给药：肌内注射的水溶性药物的吸收十分迅速，可于操作前 30 分钟给药。

静脉给药：是最迅速、最有效、最精确的给药方法，给药后血药浓度迅速达到峰值，即刻产生止痛作用。

镇痛泵：通过液体输注装置，自动为体内注入药物，使体内血液浓度维持在一个稳定的范围，达到安全有效的镇痛效果。设定背景剂量为 2 mL/h，单次剂量为 0.5 mL，锁定时间为 10 分钟，连续使用约 2 天。

其他与疼痛有关的不适症状的治疗：创面愈合过程中的瘙痒、焦虑等不适症状的治疗。针对瘙痒，除应用局部清洁、降温、压力治疗外，还可适当使用中药制剂和（或）抗组胺剂治疗。针对创面治疗过程中出现的焦虑，除心理治疗与疏导外，还可适当运用药物治疗，如普瑞巴林、奥氮平等。

③镇痛药物的常见并发症。

消化系统并发症：是镇痛药物中最常见的并发症，主要表现为恶心、呕吐和便秘。用药过程中，应加强巡视观察，及时汇报，对症处理。

呼吸系统并发症：是镇痛药物中最严重的并发症，常表现为呼吸减慢甚至呼吸停止。用药过程中，应加强监护和巡视，及时发现，及时停药，及时对症处理。

心血管系统并发症：在疼痛管理过程中，一旦出现低血压，要排除其他原因引起的血容量不足，积极给予对症处理或停用止痛治疗。

神经系统并发症：使用镇痛药物（如右美托咪定、阿片类药物等）出现认知障碍、烦躁、谵妄等神经系统并发症时，应立即停药并给予对症处理。

泌尿系统并发症：在疼痛管理过程中，泌尿系统并发症主要表现为尿潴留，及时给予留置导尿可以起到很好的预防或治疗作用。

④超前镇痛：是一种新型镇痛理念，由美国外科医生克赖尔（Crile）于 1913 年在临床观察的基础上提出，之后伍尔夫（Woolf）通过动物实验证明了其有效性。超前镇痛是在术前、术中和术后早期通过改变周围和中枢神经系统对有害性刺激的处理，降低痛觉过敏和痛觉异常，干预痛觉传导的各个过程，达到镇痛的目的。换言之，超前镇痛是在换药开始前进行，提前给予患者镇痛药物以减轻疼痛。

（秦丽、黄玉群、黎宁）

第二节 感染管理

感染是致病微生物侵入人体组织导致的局部或全身反应，而创面感染是致病微生物侵入创面造成的局部及全身反应，其表现包括浅表创面感染、深部创面感染、压力性损伤感染、烧伤感染（含供皮区感染）等。创面感染表现为序贯性，即污染、细菌定植、局部感染、侵入性感染、全身性感染。感染导致创面愈合延迟，住院时间延长，患者的治疗成本及死亡率增加。因此，加强感染管理是创面愈合中最重要的部分。

一、感染的相关概念

1. 污染

污染是指创面存在微生物沾染但没有复制。

2. 细菌定植

细菌定植是指细菌存在于创面内，在创面中维持着细菌复制数量等于细菌死亡数量的稳定状态，创面愈合没有延迟，没有感染的特定临床症状或体征。定植期间，细菌没有增殖或有限增殖，不会对宿主造成细胞性损害。

3. 局部感染

局部感染是指创面中的细菌负荷增加，这种负荷会启动身体局部的免疫反应，但不会启动全身反应。局部感染表现为炎症持续存在，创面难以愈合，并且在敷料更换期间出现 1~2 种临床症状或体征，如红肿、水肿、异味、渗出物量或疼痛增加。

4. 侵入性感染

侵入性感染是指细菌侵袭周围的组织，除局部感染的症状和体征外，还表现为创面边缘外的红肿、硬结、发热、疼痛增加、卫星病灶淋巴管炎，以及身体不适。

5. 全身性感染

全身性感染是指细菌累及创面床、周围组织，并在全身蔓延。宿主有局部的和全身性的反应。

污染 / 定植与感染状态之间的根本差异在于创面内的微生物浓度，与污染 / 定植创面相比，感染创面含有更大量的微生物。

二、导致感染的因素

1. 宿主因素

导致感染的宿主因素包括：

（1）人体的免疫力下降，如免疫抑制、免疫功能低下等。

（2）组织灌注量不足，如休克等。

（3）伴随疾病，如糖尿病、恶性肿瘤等。

（4）营养状态差，如肥胖、营养不良等。

（5）其他，如精神压力、个人卫生不良、住院等。

2. 微生物因素

导致感染的微生物因素包括：

（1）细菌的毒力、数量、致病性。

（2）不同细菌种类的协同作用。

（3）细菌的侵入途径。

3. 环境因素

导致感染的环境因素包括：

（1）创面存在异物。

（2）创面组织失活和坏死。

（3）血凝块。

4. 药物因素

导致感染的药物因素包括：

（1）类固醇。

（2）细胞毒性药物。

（3）免疫抑制剂。

（4）其他。

三、创面感染临床表现

1. 局部表现

创面感染的局部表现包括：

（1）蜂窝织炎：典型表现为疼痛、红肿、水肿，创面周围温度升高，有脓性渗出物。

（2）异常渗出：渗液增多，渗液颜色与黏稠度发生改变。存在脓液通常表示有感染。

（3）疼痛或敏感：急性疼痛或长期疼痛，且越来越严重，表明缺血或有炎症。

（4）肉芽组织生长不良：与正常肉芽组织相比，感染的肉芽组织表现为潮湿、色暗、更脆、易出血。某些细菌引起的感染可导致局部皮肤变色，如铜绿假单胞菌感染通常表现为绿色或蓝色。

（5）软组织和上皮的连接：表现为创面边缘内卷，主要是由于细菌抑制上皮下新生组织生长，阻止创面愈合。

（6）异味大：厌氧菌感染通常会产生难闻的气味，含坏死物的创面可产生腐烂的气味。

（7）其他：创面变大或出现新的损伤，糖尿病患者突然血糖水平升高。

2. 全身表现

创面感染的全身表现包括精神不佳、食欲差、乏力、发热或高热、心动过速、呼吸急促。实验室检查：白细胞计数（white blood cell count，WBC）增加，核左移，C反应蛋白（C-reactive protein，CRP）增高，降钙素原（procalcitonin，PCT）增高等。细菌培养：细菌数大于10万个每毫升，创面延迟愈合。

四、感染诊断

创面感染的诊断需要综合患者的病史、体格检查、实验室检查及创面细菌培养。

1. 依据创面脓液性状诊断

感染创面并非只有单一的菌种和孤立的色味变化，根据下述方法可辨别出创面内致病力最强、繁殖最快的致病菌。

（1）金黄色葡萄球菌：金黄色或柠檬黄色脓液，无臭味，但有腥味。

（2）铜绿假单胞菌：淡绿色脓液，稍稀薄，带有特殊的甜腥味。

（3）大肠杆菌：黄绿色脓液，黏滞、稠厚，多数易形成假膜及脓苔，常附着在创面的表面上，带有臭味。

（4）溶血性链球菌：淡红色血水样脓液，稀薄，带有腥臭味。

（5）厌氧菌：暗红色脓液，创面内有气泡冒出，有大量坏死组织，带有腐败或恶臭味。

2. 创面培养

（1）创面培养指征：创面细菌学监测是创面治疗的常规工作。此外，如出现下述情况，需要进行创面培养和药敏实验：感染的局部症状，如脓性渗出物，硬结、异味等；感染的全身症状，发热、白细胞增多；血糖水平突然升高；神经末梢痛；精心护理的清洁创面超过2周仍未见愈合趋势；出现全身的感染征象，需要进行全身性抗菌治疗；应用抗生素的同时，仍出现感染的临床体征等情况。

（2）创面培养方法及注意事项：在使用抗生素前进行创面培养。去除敷料，用0.9%生理盐水冲洗创面。用无菌棉签以顺时针或逆时针方向旋转棉签，运用十点取样法以"之"字形涂抹（图5-2-1），用棉签用力挤出组织深部渗液，避开脓性液及黑痂或硬痂处，不可使棉签沾到创面外周的皮肤。如果创面很小，无法运用十点取样法旋转采样，则用棉签插入创面组织并滚动，尽量采取深部组织渗液。做厌氧菌培养时必须深入创面内部蘸取（或用注射器抽取分泌物，注入培养管内）。培养物应尽快送检。

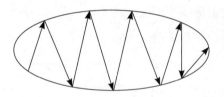

图 5-2-1　创面培养十点取样法

五、感染创面评估

1. 局部评估

感染创面的局部评估方法可归纳为"一嗅、二视、三触、四量、五摄"。

（1）一嗅：距创面10 cm处辨别创面散发的气味，如恶臭味明显，考虑存在厌氧菌感染；如有甜腥味，考虑铜绿假单胞菌感染。

（2）二视：观察创面基底的颜色、渗液量及性质、创面周围组织皮肤情况。金黄色葡萄球菌多表现为黄色、无臭脓液，但有腥味；大肠杆菌感染多表现为黄绿色、黏滞、稠厚、有臭味脓液；铜绿假单胞菌多表现为淡绿色脓液，稍稀薄，带有特殊的甜臭味；厌氧菌多表现为暗红色脓液，创面内有气泡冒出，有大量坏死组织，带有腐败或恶臭味。

（3）三触：触摸创面周围组织有无血肿、硬块、疼痛等。

（4）四量：使用创面测量尺测量创面的面积或体积，探测有无潜行、窦道或瘘管。

（5）五摄：选择像素较高的数码相机，调节至微距，关闭闪光灯，在同一部位、同一角度、同一距离拍摄创面图片，作为治疗前后效果比较的依据。

2. 全身评估

高龄、糖尿病、免疫系统疾病、血液系统疾病患者均会出现创面愈合延迟，患肢血液循环障碍、服用激素及免疫制剂者等也会增加感染的风险。

六、创面感染防治措施

创面感染的处理原则包括：①将创面微生物负荷控制在宿主控制的范围内，即宿主控制微生物，而不是微生物控制宿主；②为修复细胞营造良好的工作环境，如温度、湿度、酸碱度、生长因子等。

1. 减压和固定

（1）足部创面可以使用石膏、充气袜、减压鞋等支具，减轻创面周围组织的压力，促进血液循环。

（2）压力性损伤患者要勤翻身，使用气垫床及泡沫类敷料保护，防止创面部位继续受压。

（3）下肢静脉溃疡患者注意抬高患肢，进行压力治疗，降低静脉高压，保证患肢静脉回流。

2. 清洗创面

水疗是创面治疗的重要组成部分，许多研究表明用流动清水清洗创面不会增加创面感染风险，并能促进愈合。

创面存在感染或严重定植时，可先用聚维酮碘清洗，减少细菌负荷并降低炎症反应，再用大量生理盐水冲洗创面，降低局部消毒液的细胞毒性。过氧化氢对厌氧菌的杀菌效果较好，用于开放性的感染创面时，应再用大量生理盐水冲洗；如创面合并闭合性的腔洞，应禁止使用。

3. 清创

在处理感染创面时，清除失活组织尤为重要。只要全身情况许可，应立即进行病灶切除或清创。如果创面有焦痂、脓、感染或大面积坏死组织，但有丰富的循环和愈合能力，应立即清创。当创面周围出现明显的红、肿、热、痛，局部有波动感时，应配合医生及时切开引流，并确保引流通畅。锐器清创是最快速的清创方法，即借助手术刀、剪刀等锐器去除坏死组织。感染创面慎用密闭性敷料，以免加重感染。当感染控制后，选择锐器清创联合自溶性清创效果较好。

4. 负压引流治疗

临床上广泛应用负压引流技术治疗各种复杂难愈合创面，且效果显著。主要作用机制如下。

（1）防止创面污染。

（2）抑制细菌生长。

（3）避免交叉感染。

（4）及时清除渗出物及坏死组织。

（5）预防残余脓肿及无效腔形成。

（6）为创面的血运提供持续动力。

需要注意的是，如果感染（特别是严重感染）创面没有进行有效扩创，需要谨慎甚至禁用负压引流治疗。

5. 敷料的选择

在选择感染创面的敷料时，可应用基于"TIME"原则的临床决策支持工具（TIME-CDST），即考虑创面床组织类型、感染状况、渗液情况以及创面边缘情况，合理选择敷料。感染创面往往有比较明显的局部或全身反应，需要局部或全身应用抗菌药物以对抗感染。局部应用抗生素易造成过敏并产生耐药性，因此，不建议局部应用抗生素。常用的局部抗菌剂包括银离子（含银敷料）、碘剂、高渗盐敷料、聚六亚甲基双胍盐酸盐（polyhexamethylene biguanidine hydrochloride，PHMB）等。

6. 创面真菌感染

创面真菌感染会增加死亡率，需要快速诊断，对感染区域进行广泛的清创并应用全身性抗真菌药。诊断创面真菌感染最可靠的方法是进行组织活检、组织学检查及免疫荧光测试。

7. 严格遵守感染控制操作规范

临床工作中应防止床垫、被服、敷料、器械及工作人员的接触污染；感染创面患者可使用单独隔离的房间或使用层流气流隔离室，降低医院感染的风险；医生接触患者需要穿隔离衣，戴无菌手套，在访视每例患者前后洗手；保持床单位清洁干燥，分泌物污染后应及时更换。

8. 营养支持

清除原发病灶，初步控制局部或全身性感染，纠正水电解质与酸碱平衡紊乱，建立有效循环后，可逐渐给予营养支持，促进创面愈合。营养支持包括口服、鼻饲等肠内营养及肠外营养。

9. 全身应用抗生素

感染严重且伴有全身症状时，如发热、白细胞计数增高、中性粒细胞占比增高、CRP 增高等，应考虑使用全身抗生素。尽可能根据创面培养及药敏结果，选择抗生素；在未取得药敏结果时，按需选用广谱抗生素，选择时注意患者有无过敏史。如出现骨髓炎，应相应延长抗生素的应用时间。

10. 定期监测

应定期监测创面定植微生物谱、对抗生素的敏感性，以及院内感染病原微生物种类变化趋势，防止细菌耐药现象发生。

七、细菌生物膜感染及解决方案

细菌生物膜是包裹在胞外多糖或胞外聚合物（extracellular polymeric substance，EPS）中的微生物结构化群落，附着在物体表面上。生物膜结构具有保护作用，可以提高细菌在恶劣环境中的存活率。细菌生物膜感染的特征是多种细菌同时存在，通过协同作用增加致病性，对抗生素产生耐药性，防止脱水和被吞噬，从而延缓或阻止创面愈合。

1. 流行病学史

据报道，细菌生物膜在慢性创面中普遍存在（60%），而在急性创面中少见（6%）。美国疾病控制与预防中心（Centers for Disease Control and Prevention，CDC）数据显示，60% 的慢性感染疾病与细菌生物膜相关，60% 的慢性创面存在细菌以生物膜为形式的感染。细菌生物膜是细菌造成创面感染的主要形式，也是导致慢性创面的主要因素，更是感染难以被常规方法控制的主要原因。

2. 细菌生物膜的形成

细菌生物膜的形成是动态的，通常包括以下 4 个步骤。

（1）第 1 步：细菌通过菌毛、鞭毛等表面附属物或特异性受体介导微生物可逆地附着到生物或非生物体表面。

（2）第2步：细菌通过分泌胞外多糖介导不可逆附着。

（3）第3步：细菌生长并分化，形成具有水通道和高耸的细胞簇等特征结构的成熟细菌生物膜群落。

（4）第4步：细菌生物膜播散。

3. 创面细菌生物膜感染的临床识别

临床医生主要通过了解患者病史并观察、评估创面，识别细菌生物膜感染。此外，诊断性治疗有效与否也是通过对创面观察、评估来判断的。2019年，创面愈合协会世界联合会就创面可能感染细菌生物膜的若干临床指标达成共识。如创面出现以下情况，表明可能存在细菌生物膜。

（1）给予营养支持的同时，经局部或全身应用抗菌药物、抗菌敷料、创面常规处理等治疗后，创面仍无愈合迹象。

（2）在应用抗生素有效的情况下，停用抗生素后创面愈合停滞，局部或全身性感染症状再次出现。

（3）创基苍白或轻微红肿，大量的黄色渗液或分泌物，可伴有恶臭气味的坏死组织，肉芽组织质量差。

（4）定期清创、抗菌敷料、敏感抗菌药物和细菌生物膜清除药物等诊断性治疗有效。

4. 应对细菌生物膜感染的主要策略

对抗细菌生物膜的最好方法是及早清创，覆盖创面。然而，皮源紧张、患者不能耐受手术，或创面未能得到及时、有效修复时，创面一旦发生细菌生物膜感染，传统的药物、敷料往往对此无效或起效甚微，这促使人们探索对抗细菌生物膜感染的新策略。

（1）适时应用抗生素：临床上应根据细菌所处的不同时期而针对性使用抗生素，应将传统的早期、足量、联合、全程使用抗生素的策略调整为早期、足量、联合、适时使用抗生素，将抗生素的使用集中在细菌的第1、第4相。

（2）阻止细菌聚集和对物体表面的黏附：阻止细菌的初始聚集和对创面等物体表面的黏附，可从源头上预防细菌生物膜的形成。

（3）促进细菌生物膜的播散：是一种值得探索的细菌生物膜特异性治疗策略。此方法旨在克服细菌生物膜特有的适应性和内在的耐药机制。需要注意的是，释放大量细菌本身是具有危险性的，此方法应与有效抗生素配合使用，以便清除释放出来的大量游离细菌。

（4）干预细菌群体效应：目的是阻止细菌生物膜的成熟，从而使细菌失去对抗生素有效的防御。

（5）抗生物膜肽：合成肽及具有广谱抗菌活性的短肽能优先且有效杀灭细菌生物膜中的细菌。

（6）噬菌体疗法：噬菌体是一种不会感染真核细胞的病毒，可在细菌细胞内复制，导致细菌裂解。使用噬菌体杀灭感染细菌被视为抗生素的替代方法。在对抗细菌生物膜感染时，噬菌体疗法也是一种有效的方法。

（秦丽、黄玉群、黎宁）

第三节　营养管理

机体的营养状况是影响创面愈合的重要因素之一。准确评价患者的营养状况，合理补充营养物质，有助于改善患者对损伤的耐受力，促进创面愈合，减少相关并发症的发生。营养管理主要围绕"营养筛查—营养评定—营养诊断—营养干预—营养监测"展开工作。

一、营养不良

1. 定义

严格来说，任何一种营养素的失衡均可称为营养不良，包括营养过剩（overnutrition）和营养不足（undernutrition）。蛋白质作为机体能量储备之一，其代谢有特殊规律和限制。蛋白质的消耗对临床预后有特殊影响，一方面提示机体的能量储备严重损失，疾病恢复延迟；另一方面可导致器官功能和免疫功能等受损，严重者会危及生命。

临床营养不良是指蛋白质和（或）能量营养不良。蛋白质能量不足是临床疾病恢复延迟最常见的问题。除急性死亡外，临床绝大多数内、外科疾病最后都可发生营养不良。伴发的严重营养不良成为患者恢复不良甚至死亡的主要因素。

2. 根据发生原因分类

根据发生原因，营养不良可分为以下几类。

（1）由饥饿引起的原发性营养不良：作为独立的疾病诊断。

（2）由各种疾病或治疗引起的继发性营养不良：作为疾病的并发症诊断并处理。

（3）年龄相关营养不良：包括肌少症和衰弱。

（4）其他：以上原因的不同组合引起的混合型营养不良。

二、营养风险筛查

营养风险筛查是营养管理的第一步，也是进行营养诊断、营养干预的前提，应在患者生命体征（体温、脉搏、呼吸、血压等）平稳后按规范进行，在血糖、水电解质、酸碱平衡等基本正常的情况下开展。对于应用血管活性药物以维持血流动力学稳定的患者，早期（入院 24~48 小时）营养干预仍存争论，应辨证进行。

1. 营养风险筛查 2002

营养风险筛查 2002（nutritional risk screening 2002，NRS 2002）是目前常用的营养风险筛查工具。NRS 2002 具有较强的循证医学基础，是目前为止唯一以临床结局是否改善作为目标的营养风险筛查工具，如表 5-3-1 所示。

表 5-3-1　营养风险筛查 2002

评分	内容
A. 疾病严重程度评分（取最高分）	
1 分（任一项）	髋关节骨折，慢性疾病急性发作或有并发症，慢性阻塞性肺疾病，血液透析，肝硬化，一般恶性肿瘤
2 分（任一项）	腹部大手术，脑卒中，重度肺炎，血液恶性肿瘤
3 分（任一项）	颅脑损伤，骨髓移植，加护病患（APACHE ＞ 10 分）
B. 营养状态受损评分（取最高分）	
1 分（任一项）	3 个月内体重下降＞ 5%
	1 周内进食量较正常需要量减少 25%~50%
2 分（任一项）	2 个月内体重下降＞ 5%
	1 周内进食量较正常需要量减少 51%~75%
3 分（任一项）	1 个月内体重下降＞ 5%
	1 周内进食量较正常需要量减少 76%~100%
	BMI ＜ 18.5 kg/m^2 且一般情况差
C. 年龄评分	
1 分	年龄 ≥ 70 岁

注：NRS 2002 评分的总分为 A+B+C，如果总分 ≥ 3 分，提示患者存在营养风险。

（1）NRS 2002 对疾病严重程度的评分及定义：① 0 分：无，正常营养需要量。② 1 分：髋关节骨折，慢性疾病急性发作或有并发症，慢性阻塞性肺疾病（chronic obstructive pulmonary disease，COPD），血液透析，肝硬化，一般恶性肿瘤。③ 2 分：腹部大手术，脑卒中，重度肺炎，血液恶性肿瘤。④ 3 分：颅脑损伤，骨髓移植，加护病患（APACHE ＞ 10 分）。APACHE 的全称是 acute physiology and chronic health evaluation，即急性生理学和慢性健康状况评价，是目前最权威、应用最广泛的疾病严重度评价模型。

（2）NRS 2002 对营养状况受损的评分及定义：① 0 分：正常营养状态。② 1 分：3 个月内体重下降＞ 5%，或 1 周内进食量较正常需要量减少 25%~50%。③ 2 分：2 个月内体重下降＞ 5%，或 1 周内进食量较正常需要量减少 51%~75%。④ 3 分：1 个月内体重下降＞ 5%，或 1 周内进食量较正常需要量减少 76%~100%，或 BMI ＜ 18.5 kg/m2 且一般情况差，严重腹水者白蛋白（albumin，ALB）＜ 30 g/L。

（3）NRS 2002 对年龄的评分及定义：① 0 分：年龄＜ 70 岁。② 1 分：年龄≥ 70 岁。

（4）NRS 2002 评分结果与营养风险的关系：①总分≥ 3 分：表明患者有营养不良或有营养风险，应给予营养支持。②总分＜ 3 分：每周复查，如复查结果≥ 3 分，应给予营养支持。③如果患者计划 1 周内进行腹部大手术，则总分需要加 2 分，如达到 3 分，应结合临床制订营养干预计划。

2. 危重症患者营养风险评分

危重症患者可采用危重症患者营养风险评分（nutrition risk in the critically ill，NUTRIC）或改良版 NUTRIC 评分（不考虑白细胞介素 -6）行营养风险评估，如表 5-3-2 所示。NUTRIC 评分≥ 6 分或改良版 NUTRIC 评分≥ 5 分时，提示存在高营养风险，建议行营养支持治疗。

表 5-3-2　危重症患者营养风险评分

指标	参数范围	评分值
年龄（岁）	＜ 50	0
	50~74	1
	≥ 75	2
APACHE Ⅱ评分（分）	＜ 15	0
	15~19	1
	20~27	2
	≥ 28	3

续表

指标	参数范围	评分值
SOFA 评分（分）	< 6	0
	6~9	1
	≥ 10	2
合并症（个）	0~1	0
	≥ 2	1
入住 ICU 前住院时间（天）	< 1	0
	≥ 1	1
IL-6（ng/L）	< 400	0
	≥ 400	1
计算总分：NUTRIC 评分 ≥ 6 分 / 改良版 NUTRIC 评分（不含 IL-6）≥ 5 分定义为高营养风险		

注：APACHE Ⅱ 为急性生理学和慢性健康状况评价 Ⅱ，SOFA 为序贯器官功能障碍评分，IL-6 为白细胞介素 -6。

三、营养评估

临床营养评估必须达到营养不良的分级目的才有现实意义，然而要做到却是相当困难的。目前临床营养学已发展出许多单个或综合指标，但距离以上目标还很远。体重和血浆白蛋白是人体营养评估的主要指标。

1. 病史

病史包括伤前饮食、体重、营养状况，以及有无基础疾病、水肿、腹水、营养素缺乏等。

2. 体重

（1）成人理想体重：采用 Broca 改良公式计算：①男性身高 165 cm 以上者，理想体重（kg）＝身高（cm）-100；女性身高 165 cm 以上者，理想体重（kg）＝身高（cm）-105。②理想体重（kg）＝ [身高（cm）-100] × 0.9。③判断标准：理想体重 ±10% 属于正常，超过 ±20% 属于异常。

（2）BMI：①计算方法：体重（kg）/ 身高 2（m²）。②判断标准：BMI < 18.5 kg/m² 为体重过低，18.5 kg/m² ≤ BMI < 24 kg/m² 为正常体重；24 kg/m² ≤ BMI < 28 kg/m² 为超重，BMI ≥ 28 kg/m² 为肥胖。

3. 皮褶厚度

（1）三头肌皮褶厚度（triceps skinfold thickness，TSF）：TSF 的正常参考值男性为

8.3 mm，女性为 15.3 mm。根据 TSF 实测值与正常参考值的比值可评价体脂亏损，正常、轻度、中度、严重分别为＞ 90%、80%~90%、60%~80%、＜ 60%。

（2）肩胛下皮褶厚度：被测者上臂自然下垂，取被测者左肩胛骨下角约 2 cm 处，测量方法同 TSF。有学者以三头肌皮褶厚度与肩胛下皮褶厚度之和来判断营养状况，如表 5-3-3 所示。

表 5-3-3　根据皮褶厚度判断营养状况

类型	三头肌皮褶厚度 + 肩胛下皮褶厚度（mm）		体脂含量（%）
	男性	女性	
消瘦	＜ 10	＜ 20	—
正常	10~40	20~50	—
肥胖	＞ 40	＞ 50	＞ 20

4. 上臂围和上臂肌围

（1）上臂围（arm circumference，AC）：被测者左前臂下垂，上臂松弛，取上臂中点用软尺测量。软尺误差每米不得大于 0.1 cm。上臂围包括皮下脂肪，是间接反映热量的指标。

（2）上臂肌围（arm muscle circumference，AMC）：上臂肌围可间接反映体内蛋白质储存水平，它与血清白蛋白含量密切相关。有研究发现，当血清白蛋白值＜ 2.8 g/L 时，87% 的患者出现 AMC 减小。①计算方法：AMC（cm）= AC（cm）–3.14 × TSF（cm）。② AMC 的正常参考值：男性为 24.8 cm，女性为 21.0 cm。实测值相当于正常参考值的90% 以上为正常；80%~90% 为轻度营养不良，60%~80% 为中度营养不良，低于 60% 为重度营养不良。

5. 生化及实验室检查

生化及实验室检查如表 5-3-4 所示。

表 5-3-4　生化及实验室检查

营养监测指标	标准值	正常值	轻度营养不良	中度营养不良	重度营养不良
血清白蛋白（g/L）	45.0	35.0~45.0	30.0~35.0	25.0~30.0	＜ 25.0
血清转铁蛋白（g/L）	2.5~3.0	＞ 2.0	1.5~2.0	1.0~1.5	＜ 1.0
血清前白蛋白（mg/L）	150.0~300.0	＞ 150.0	100.0~150.0	50.0~100.0	＜ 50.0

续表

营养监测指标	标准值	正常值	轻度营养不良	中度营养不良	重度营养不良
维生素 A 结合蛋白（mg/L）	30.0~60.0	> 30.0	25.0~30.0	20.0~25.0	< 20.0
氮平衡（g/24 h）	± 1.0	± 1.0	−10.0~−5.0	−15.0~−10.0	< −15.0
全淋巴细胞计数($\times 10^8$/L)	> 17.0	> 17.0	12.0~17.0	8.0~12.0	< 8.0

（1）血清蛋白：目前常用的有白蛋白（35~45 g/L）、前白蛋白（150~300 mg/L）、转铁蛋白（2.5~3.0 g/L）及维生素 A 结合蛋白（30~60 mg/L）。血清蛋白作为营养状况的监测指标，其敏感性程度主要取决于所选蛋白半衰期的长短：白蛋白半衰期较长，为20 天，分解代谢期可适当缩短；前白蛋白半衰期为 2 天；转铁蛋白半衰期为 8~10 天，维生素 A 结合蛋白半衰期仅为 10~12 小时。这 4 种蛋白均可迅速反映总体蛋白的变化，并与氮平衡的变化一致，但转铁蛋白会受缺铁程度的影响，维生素 A 结合蛋白会受维生素 A 缺乏程度的影响。

（2）氮平衡：摄入氮与排出氮之差为正称为正氮平衡，为负则称为负氮平衡。摄入氮包括口服剂和输入的蛋白质、血浆、氨基酸等；排出氮包括尿氮、粪氮及体表排出氮。粪氮及体表排出氮数量较少且较为恒定，临床上通常用常数 3.5 表示。计算方法：氮平衡（g）＝摄入氮（g）−（24 小时尿氮＋ 3.5）。

（3）免疫指标：营养不良常伴有体液和细胞免疫功能下降，故测定患者的免疫功能状态即可了解其营养状况。根据临床条件，可选用全淋巴细胞计数、皮肤试验、免疫球蛋白、补体成分 3（C3）、白细胞功能、T 淋巴细胞等作为免疫指标。①全淋巴细胞计数（total lymphocyte count，TLC）：全淋巴细胞计数是反映免疫功能的简易参数之一，TLC 低于 1500/mm³ 为异常，800~1200/mm³ 为中度营养不良，低于 800/mm³ 考虑为严重营养不良。②迟发型皮肤超敏试验：皮肤迟发型超敏反应能较好地反映细胞免疫功能，常用的抗原有植物凝血素、念珠菌素、结核菌素试验等。24~48 小时测量接种部位红斑或硬结直径，小于 5 mm 考虑为严重营养不良，5~10 mm 为中度营养不良。

6. 主观全面评定

主观全面评定（subjective global assessment，SGA）是德茨基（Detsky）等学者提出的临床营养评价方法。特点是以详细的病史与临床检查为基础，省略人体测量、生化及实验室检查，简便易行，适合在基础医院推广。

SGA 的主要指标包括体重改变、饮食改变、胃肠道症状、活动能力改变、应激反

应、肌肉消耗、三头肌皮褶厚度、有无踝部水肿。在这 8 项指标中，有 5 项及以上属于
C 级或 B 级者可被认定为重度或中度营养不良，如表 5-3-5 所示。

表 5-3-5　主观全面评定

指标	A 级	B 级	C 级
近期（2 周）体重改变	无 / 升高	减少 ≤ 5%	减少 > 5%
饮食改变	无	减少热量	不进食 / 低热量
胃肠道症状（持续 2 周）	无 / 食欲减退	轻微恶心、呕吐	严重恶心、呕吐
活动能力改变	无 / 减退	难以下床走动	卧床
应激反应	无 / 低度	中度	高度
肌肉消耗	无	轻度	重度
三头肌皮褶厚度	正常	轻度减少	重度减少
踝部水肿	无	轻度	重度

四、营养支持治疗

创伤患者因机体的病理生理应激反应，内分泌调节紊乱，出现高代谢反应，长期、
持续的高代谢状态和分解代谢的增加易导致创面感染、创面愈合延迟及器官功能障碍等。
给予合适的营养支持以满足增加的能量消耗，对创伤患者的预后至关重要。

1. 营养需要量

（1）能量：①柯雷里公式：适用于创伤面积在 20% 以上者。成人热能需要量（kcal）
= 25 × 体重（kg）+ 40 × 创伤面积（%），8 岁以下儿童热能需要量（kcal）= 60 ×
体重（kg）+ 35 × 创伤面积（%）。②第三军医大学烧伤营养公式：烧伤成人热能需
要量（kcal）= 1000 × 体表面积（m^2）+ 25 × 烧伤面积（%），体表面积 = [身高
（m）−0.6] × 1.5。③供给能量来源配比：碳水化合物 55%~65%，脂肪 20%~30%，蛋白
质 10%~15%。碳水化合物被认为是创伤患者的首选能量来源，高碳水化合物、低脂肪
饮食可能与更好的预后相关。

（2）蛋白质：成人每天需要摄入蛋白质 1 g/kg。在创伤急性期，分解代谢增强，此
时应尽快提升蛋白质的供给量，以纠正负氮平衡，促进创面愈合，可按 1.5~2.0 g/kg 给予。
在创面愈合的关键时期，部分耐受程度较好的患者的蛋白质供给量可增加至 2.2~2.5 g/kg，
但该剂量的供给时间不宜过长，进入创面重塑期后应减少蛋白质供给量。

（3）脂肪和糖：两者主要供给能量。ω-3 脂肪酸已被证实能增强机体免疫力，改善血糖水平。

（4）电解质：创伤、手术均可导致电解质丢失增加。电解质丢失量及持续时间因创伤的严重程度而异，特别是钾、钠、钙、镁和磷等，应结合血生化测定结果进行补充。

（5）微量元素：目前创伤后人体的微量元素需要量还不甚明确。不同的营养支持方法中微量元素需要量也不尽相同。为避免微量元素摄入过量造成损害，建议按推荐量供给。

（6）维生素：创伤后需要补充各种维生素。水溶性维生素可放在氨基酸营养液内输入，脂溶性维生素可肌注。①成人创伤面积 < 20%：维生素每天需要量如表 5-3-6 所示；②成人创伤面积 ≥ 20%：除每天供应表 5-3-6 所列的剂量外，再酌情增供维生素 C 500~1000 mg、维生素 A 2~3 mg 等。

表 5-3-6　维生素每天需要量

维生素	每天需要量	维生素	每天需要量
维生素 B_1	3.0 mg	泛酸	15.0 mg
维生素 B_2	3.6 mg	生物素	60.0 μg
维生素 B_6	4.0 mg	维生素 A	1.0 mg
维生素 B_{12}	5.0 μg	维生素 D	5.0 μg
维生素 C	100.0 mg	维生素 K	150.0 μg
烟酸	40.0 mg	维生素 E	10.0 mg
叶酸	0.4 mg		

（7）其他：补充谷氨酰胺可明显增强肠道黏膜屏障功能，减少细菌移位；同时还可增强内源性抗氧化剂谷胱甘肽的组织水平，改善氮平衡，降低感染，减少并发症。补充精氨酸可增加胶原合成，增强组织修复能力，促进创面愈合。

2. 营养支持方式

根据患者情况可选择肠外营养、肠内营养、正常饮食（流质、半流质、软食、普食），或综合使用上述方式，以达到最佳的营养支持效果。

（1）肠内营养：早期肠内营养的实施途径主要是经口进食和经导管喂养。经口进食是优先推荐的肠内营养方式。对于经口进食困难者，可经导管喂养，这也是目前临床运用最多的方式，优点是管径大，堵塞少，能够快速喂食。导管包括鼻胃管、鼻十二指肠管、鼻空肠管等。

（2）肠外营养：如果单纯的肠内营养无法满足患者的营养和代谢需求，或存在肠内营养的禁忌证，可选择肠外营养。最常见的肠外营养是通过中心静脉置管和外周静脉插管输注商品化营养制剂。针对危重症患者的研究表明，肠外营养单用或与肠内营养联合使用与导管相关感染、肝功能障碍、免疫功能下降及病死率增加有关。因此，肠外营养不作为临床首选的营养治疗途径。

（3）营养支持原则：营养支持需要遵循五阶梯治疗原则，首先选择经口进食＋营养教育，然后依次向上晋级，选择经口进食＋口服营养补充剂、完全肠内营养、部分肠外营养、完全肠外营养。当前阶梯不能满足60%目标能量需求3~5天时，应选择上一阶梯。

（4）并发症：①肠内营养：腹泻，发生率为5%~30%，原因为菌群失调或肠道对营养液耐受差；恶心、呕吐，发生率为10%~20%，原因为营养乳异味或输注速度过快。输注时可从小量开始，将营养乳剂温度控制在37 ℃左右。②肠外营养：机械性并发症，穿刺过程中误伤动脉或神经，或插管时造成静脉栓塞；感染性并发症，导管感染、营养液污染等；代谢性并发症，输入高渗葡萄糖后导致高血糖，或长期过量补充葡萄糖，缺乏必需脂肪酸，导致肝脂肪变性等。

五、营养监测

体重或体重指数是衡量营养状况的最常见指标，临床上营养监测还需要结合血清蛋白尤其是前白蛋白等生化及实验室检查指标。营养监测的目标不仅包括满足患者的能量和蛋白质需求，还包括维持电解质平衡及预防可能的并发症等。氮是氨基酸的基本组成部分，氮的摄入量和排出量的测量可用于研究蛋白质代谢。因此，针对行营养治疗的患者，需要每天计算液体出入量，以确定尿素氮和膳食中氮的摄入。此外，为了评估患者对营养方案是否适应，还需要监测血糖、甘油三酯、总蛋白、白蛋白、前白蛋白、转铁蛋白、血尿渗透压、血红蛋白、白细胞、血小板、肌酐、转氨酶等指标。

（陈安丽娜、黄玉群、黎宁）

第四节　心理干预

创面愈合过程中的各种并发症等事件极易使患者产生一系列负性心理问题，如自卑、焦虑、抑郁、孤独等，不仅会降低患者的治疗依从性，还会降低患者的机体免疫力和组织修复能力，从而严重影响患者的治疗和预后。因此，临床治疗及护理过程中，要密切关注患者的心理问题，给予针对性心理疏导及行为干预，促进患者康复，提高其生活质量。

一、创伤患者的心理反应

创伤患者的康复过程大致可划分为 4 个阶段，危重期、急性期、慢性期和恢复期。在上述各阶段，患者的心理反应存在一些基本、共同的特点和行为表现，其心理症状呈现从轻度（如恐惧、悲伤、担忧、缺乏自信等）到严重（如抑郁、焦虑、谵妄、创伤后应激障碍等）的差异。

1. 危重期的心理特点

创伤危重期患者的身心反应和症状主要由创伤事件的突发性（飞来横祸的精神重创）和直接刺激（创面疼痛）引起。严重者表现为嗜睡、意识模糊和暂时性精神错乱等。此外，患者的其他生理功能改变（如感染、生理代谢紊乱）、麻醉药物的使用也可导致患者出现精神异常的症状。患者恢复意识后会出现"情绪休克"，这是创伤危重期较为普遍的心理反应，大多发生在伤后 1~7 天。尽管"情绪休克"被认为有助于减轻患者因焦虑和恐惧产生的过度身心反应，在一定程度上起保护作用，但临床上应密切观察，及时甄别患者的心理危机，以免延误实施心理干预的恰当时机。

2. 急性期的心理特点

创伤急性期患者在脱离"情绪休克"后，逐渐恢复对外界刺激的敏锐性，可能因生平第一次面对诸多复杂情境（如治疗护理操作、病房环境及管理制度等）而倍感压力，显现多种负性情绪反应。

（1）恐惧、紧张：创面疼痛、频繁的检查、复杂的治疗和操作，加上患者不了解伤情及后果，极易使患者处于恐惧、紧张状态。

（2）焦虑、抑郁：患者脱离生命危险后，意识到创伤治疗并非一蹴而就，而是要经历反复的手术、换药、护理、康复锻炼等漫长修复过程，其间可因对学习、工作、恋爱、婚姻、家庭、经济及未来人生的担忧而产生焦虑、抑郁等情绪反应。

（3）孤独、寂寞：因 ICU 或特殊病房的管理规则，患者被迫长期与亲友分离，且因创伤所致躯体受限而不能随意活动，与人沟通交流的空间狭小，容易感到被生活抛弃，产生孤独、寂寞等情绪，有的患者甚至整日郁郁寡欢。

（4）愤怒：大多数创伤源于意外伤害，患者可表现为抱怨命运不公，甚至将愤怒情绪发泄至医护人员或家属。因工伤事故或他人肇事致伤的大面积创伤者更易产生愤怒情绪。

3. 慢性期和恢复期的心理特点

创伤慢性期和恢复期由于治疗费用增加、治疗过程中的疼痛及感染、恢复期的瘢痕增生、瘙痒、功能活动受限等，患者可能出现多种心理问题，如焦虑、抑郁、回避与周围人接触等。

二、心理问题评估工具

1. 焦虑、抑郁评估工具

（1）医院焦虑抑郁量表（hospital anxiety and depression scale，HADS）：由英国精神医学家齐格蒙德（Zigmond）和斯奈思（Snaith）于 1989 年编制，由焦虑、抑郁 2 个维度各 7 个条目构成，采用 4 级评分，用于综合性医院患者焦虑和抑郁情绪的筛查。

（2）焦虑自评量表（self-rating anxiety scale，SAS）：由美国精神医学家宗氏（Zung）于 1971 年编制，由 20 个与焦虑症状有关的条目构成，用于测评患者有无焦虑症状及其严重程度。

（3）抑郁自评量表（self-rating depression scale，SDS）：由美国精神医学家宗氏（Zung）于 1965 年编制，由 20 个与抑郁症状有关的条目构成，用于测评患者有无抑郁症状及其严重程度。

（4）状态 - 特质焦虑问卷（state-trait anxiety inventory，STAI）：由美国心理学家斯皮尔伯格（Spielberger）于 1977 年编制，1983 年修订。特点是简便、效度高、易于分析，能直观地测评焦虑患者的主观感受，尤其能将当前状态（状态焦虑）和一贯状态（特质焦虑）区分开来。STAI 含 2 个分量表，即状态焦虑问卷（state anxiety inventory，SAI）和特质焦虑问卷（trait anxiety inventory，TAI），各有 20 个条目，采用 4 级评分。

（5）90 项症状检核表（symptom check-list-90，SCL-90）：由美国心理学家德罗加蒂斯（Derogatis）于 1975 年编制，包括躯体化、强迫、人际敏感、抑郁、焦虑、敌意、恐怖、精神病性及附加项等 10 个维度 90 个条目，采用 5 级评分。

2. 创伤后应激障碍评估工具

（1）急性应激障碍访谈问卷（acute stress disorder interview，ASDI）：由布赖恩特

（Bryant）等依据《精神障碍诊断与统计手册（第四版）》（简称"DSM-Ⅳ"）的诊断标准编制而成。ASDI 是结构化的临床访谈问卷，由 19 个项目构成。

（2）急性应激障碍量表（acute stress disorder scale，ASDS）：由布赖恩特（Bryant）等在 ASDI 的基础上编制而成，19 个项目构成，用于评价急性应激障碍（acute stress disorder，ASD）症状的严重程度。

（3）斯坦福急性应激反应问卷（Stanford acute stress reaction questionnaire，SASRQ）：含多个分量表，共 30 个项目，用于评价 ASD 的症状表现，无法对 ASD 作出诊断。

（4）临床用创伤后应激障碍诊断量表（clinician-administered PTSD scale，CAPS）：由美国心理学家布莱克（Blake）等于 1995 年编制，供受过专业训练且有经验的临床医师使用。CAPS 共 30 项问题，涵盖创伤后应激障碍（post-traumatic stress disorder，PTSD）的 17 个核心症状和 8 个相关症状。

三、心理干预策略

1. 认知行为治疗

有学者认为认知行为治疗是治疗 PTSD 的首选心理干预方法。

（1）认知评估：首先，护患之间进行详细的自我介绍，彼此相互了解，建立信任关系。其次，向患者说明认知行为治疗的主要内容、实施要领及作用价值，让患者积极参与治疗，为患者提供安静、舒适的环境，鼓励其讲述创伤给其生理、心理带来的影响及对创伤、治疗的认知。最后，对患者的认知及问题进行归纳总结，同患者一起制订干预计划。

（2）认知重建：根据认知评估结果，向患者针对性提问，帮助其回想自身的认知和思维过程，而后运用专业知识对其错误的认知进行纠正。当患者存在疑问时，需要和患者一起寻找证据，推翻原有的错误观念，协助其建立正确的认知。

（3）认知强化：回顾之前的干预内容，不断反思、提问，将不合理的认知全部推翻，强化患者的合理认知。注意在交流时给予患者充分的尊重，提高其自尊心及自信心；日常多对患者进行鼓励和表扬，以获取患者的认同；鼓励患者向家属、朋友表达内心真实情感，增强其社会支持水平。

2. 催眠疗法

催眠（hypnosis）及基于催眠的快速诱导镇痛（rapid induction analgesia，RIA）不

仅可降低个体的焦虑、抑郁水平及疼痛程度，还可影响创面护理过程中及创面护理后患者对疼痛的感知、期待性焦虑、放松水平。

（1）第1阶段：采用催眠诱导技术，稳定患者的情绪，使其进入平静状态；也可使用特殊暗示以增强自我力量和安全感，包容创伤记忆，减轻或控制焦虑、梦魇等症状。催眠能够强化治疗关系，在后续治疗中起重要作用。

（2）第2阶段：运用各种催眠技术逐步帮助患者对创伤记忆进行理解、整合和解决。在这种情况下，患者应学会从创伤资源中调整情感和认知距离，以更好地整合创伤记忆。在此阶段，代替各种创伤经历的想象场景式投射和重构技术特别有益。

（3）第3阶段：帮助患者将创伤记忆整合为自己的人生资源，维持较为恰当的应对反应，促进个人发展。催眠能帮助患者有意识地集中注意力或必要时转换注意力，也能帮助其进行自我整合，如幻想较为恰当的自我形象等。

（4）催眠可帮助 PTSD 患者实现以下目标：①面对创伤事件。②承认尴尬情绪和行为。③实现对创伤经历中可能解离性表现的有意识体验。④承认痛苦或尴尬的行为或情绪。⑤把创伤的各种表现聚合成具有代表性、可控制的形象。⑥增强注意力和思维控制力。⑦实现适合患者个人和社会生活的环境。

3. 眼动脱敏与再加工疗法

眼动脱敏与再加工疗法（eye movement desensitization and reprocessing，EMDR）是一种针对创伤后应激障碍的综合治疗。治疗过程中，患者被要求回忆痛苦的场景，同时目光随视野中治疗师的手指运动，从而将负性认知、身体的敏感性与创伤回忆联系起来，重复以上操作，直到患者对创伤记忆的敏感性降低，负性认知也随之慢慢减弱。

4. 团体治疗

团体治疗可为 PTSD 患者提供来自小组其他患者的协助，适用于创伤恢复期的患者。团体治疗可分为3种：①支持性团体治疗：以保持良好的人际关系和提供当前心理应对方式为主要治疗目的。②心理动力学团体治疗：试图让每位成员对暴露于创伤事件产生新的理解，从而产生新的应对方式。③认知行为团体治疗：强调系统、长期、持续的暴露和对创伤事件经历的认知重建。

5. 音乐治疗

音乐治疗被认为是一种易操作、成本较低、便于推广应用的非侵入性心理干预措施。相关研究显示，音乐治疗有助于缓解创面操作性疼痛。有临床实践表明，音乐治疗可降低患者的心率、血压、心肌耗氧，减轻其胃肠功能负担，推荐用于重症监护病房、肿瘤患者和围手术期患者。音乐疗法在缓解患者的疼痛、降低患者的负性心理反应方面的作用已获肯定，但在实施程序、评估标准等方面还需要研究者更多的努力和投入，进一步探讨音乐治疗的机制，加强实施人员的专业培训。

（陈安丽娜、黄玉群、黎宁）

参考文献

［1］ 严雪芹，罗彩凤，严志新，等.成人烧伤患者创面操作性疼痛护理证据应用的现状及障碍因素分析［J］.中华现代护理杂志，2020，26（32）：4470-4475.

［2］ 魏建梅，王志剑，王建宁，等.分层次循环式培训在疼痛评估管理中的应用［J］.中国疼痛医学杂志，2020，26（5）：368-371，380.

［3］ 张媛，郭锦丽，刘宏，等.伤口治疗师创面操作性疼痛管理现状调查分析［J］.护理学杂志，2022，37（24）：1-4，21.

［4］ 张宁宁，陈艺.虚拟现实技术结合音乐干预对烧伤患者创面换药时疼痛程度及心率、血压的影响［J］.解放军护理杂志，2020，37（11）：78-80.

［5］ 李恒嫦，李杰辉，卢维，等.虚拟现实技术在创面修复中的应用现状与展望［J］.中华烧伤与创面修复杂志，2022，38（5）：486-490.

［6］ 李烨，刘芳丽，袁举，等.音乐疗法对烧伤患者创面换药疼痛和焦虑干预效果的荟萃分析［J］.中华烧伤与创面修复杂志，2022，38（11）：1079-1084.

［7］ 吴军，唐丹，李曾慧平.烧伤康复治疗学［M］.北京：人民卫生出版社，2015.

［8］ 黄跃生.烧伤外科学［M］.北京：科学技术文献出版社，2009.

［9］ 夏玉雪，乔远静，李丹丹，等.超前镇痛理念的应用研究进展［J］.护理研究，2022，36（10）：1831-1834.

［10］ 刘江，刘毅.慢性创面细菌生物膜形成机制及其诊断的研究进展［J］.中华烧伤杂志，2021，37（7）：692-696.

［11］ 杨俊英，刘敏，潘文东，等.烧伤患者创面感染的病原菌分布及相关危险因素分析［J］.中华检验医学杂志，2022，45（9）：950-956.

［12］ 韩春茂，王新刚.《国际烧伤协会烧伤救治实践指南》2018版解读［J］.中华烧伤杂志，2021，37（2）：196-200.

［13］ 沈余明 . 手术部位感染及其引发创面的防治策略［J］. 中华烧伤杂志，2021，37（3）：207-212.

［14］ 于家傲，高欣欣 . 细菌生物膜与慢性创面感染［J］. 中华烧伤杂志，2019，35（12）：842-847.

［15］ 胡爱玲，郑美春，李伟娟 . 现代伤口与肠造口临床护理实践［M］. 北京：中国协和医科大学出版社，2010.

［16］ 海峡两岸医药卫生交流协会烧创伤暨组织修复专委会 . 负压伤口疗法在糖尿病足创面治疗中的应用全国专家共识（2021 版）［J］. 中华烧伤杂志，2021，37（6）：508-518.

［17］ 韩春茂，余美荣，王新刚 . 创面处理主要进展概述［J］. 中华烧伤杂志，2018，34（12）：864-867.

［18］ 丁炎明 . 伤口护理学［M］. 北京：人民卫生出版社，2017.

［19］ 韩春茂，张莉萍，吴攀 . 从理论到实践浅论严重烧伤患者的精准营养支持［J］. 中华烧伤与创面修复杂志，2022，38（8）：701-706.

［20］ 吴蓓雯，叶向红，李素云，等 . 提高口服营养补充依从性临床管理实践的专家共识［J］. 肿瘤代谢与营养电子杂志，2021，8（5）：487-494.

［21］ 娄家祺，李琦，崔庆伟，等 . 肠内免疫营养支持治疗对具有营养风险的成年烧伤患者疗效的前瞻性随机对照研究［J］. 中华烧伤与创面修复杂志，2022，38（8）：722-734.

［22］ 罗月，黎宁 . 严重烧伤患者早期肠内营养治疗的研究进展［J］. 中华烧伤杂志，2021，37（9）：880-884.

［23］ 彭曦，孙勇 . 烧伤创面修复中的代谢问题及营养策略［J］. 中华烧伤与创面修复杂志，2022，38（8）：707-713.

［24］ 张片红，沈贤，黄晓旭，等 . 营养风险筛查疾病严重程度评分专家共识［J］. 浙江医学，2022，44（13）：1351-1355，1361.

［25］ 许静涌，杨剑，康维明，等 . 营养风险及营养风险筛查工具营养风险筛查 2002 临床应用专家共识（2018 版）［J］. 中华临床营养杂志，2018，26（3）：131-135.

［26］ 杜彩凤，李华 . 认知行为疗法对深 II 度烧伤患者心理状态、疼痛及并发症的影响［J］. 中国健康心理学杂志，2021，29（7）：978-983.

［27］ 薛曼，刘俊，曹晴 . 疼痛管理联合支持性心理干预对烧伤整形植皮患者术后 疼痛感及负性情绪的影响［J］. 中国健康心理学杂志，2020，28（1）：13-17.

［28］ 唐靖，高佳丽 . 心理与行为干预对烧伤康复期患者心理状态及创伤后成长的影响［J］. 中国健康心理学杂志，2022，30（11）：1638-1643.

［29］ 杨佳佳，童纪文，胡德林，等 . 中重度烧伤早期急性应激下的心理干预［J］. 中国健康心理学杂志，2022，30（12）：1782-1786.

［30］ Hasegawa M，Inoue Y，Kaneko S，et al. Wound，pressure ulcer and burn guidelines - 1：guidelines for wounds in general，second edition［J］. J Dermatol，2020，47（8）：807-833.

［31］ Saeg F，Orazi R，Bowers G M，et al. Evidence-based nutritional interventions in wound care ［J］. Plast Reconstr Surg，2021，148（1）：226-238.

第六章
敷料在创面管理中的应用

第一节　敷料的分类与特点

　　裸露的创面需要用敷料覆盖加以保护，以提供有利于创面愈合、促进组织修复的环境，而创面愈合是创伤后机体功能康复的重要前提。随着现代科学技术日新月异的迅猛发展，传统敷料已不能满足现代临床需求，继而出现了异体组织敷料、生物敷料、组织工程覆盖物、人工合成敷料及纳米敷料等新型材料，它们不仅可以充分保护创面，还能促进组织修复、抗菌灭菌并加速创面愈合，符合现代医疗发展方向，也被称为活性敷料或革命性敷料。

一、敷料的发展史

　　约公元前 1600 年，《艾德温·史密斯纸草文稿》（*Edwin Smith Papyrus*）详细描述了对创面愈合过程，并第一次提出用轻柔的方法处理创面。约公元前 1500 年，古埃及人开始用莎草纸作为敷料。19 世纪，詹吉（Gamgee）发现原棉上的天然油和蜡能使织物丧失吸水性，但擦洗和漂白可除去这些油和蜡，使织物或纤维恢复吸水功能。一百多年来脱脂棉被用于各类型的创面覆盖物。

　　传统的敷料由纱布、棉垫过渡到油纱、敷贴。1982 年，临床使用水胶体片状敷料治疗表浅创面。1984 年，多种针对大量渗出创面的敷料上市，如藻酸盐敷料、吸水性胶状敷料、糊膏型敷料、珠粒状敷料、粉状敷料等，各有优缺点。21 世纪，新型抗菌含银敷料及高吸收泡沫敷料问世。

二、敷料的重要功能

敷料的重要功能如下。

（1）维持潮湿的创面环境。

（2）吸收过多的渗液。

（3）填满无效腔以避免渗液的局部堆积引起感染或过分潮湿。

（4）保护创面，避免细菌、异物的侵入及外界温差变化或压力的直接影响。

（5）支持、固定及止痛。

（6）有清创作用，帮助创面渗液的酶分解坏死组织。

（7）传递药物至创面内。

（8）控制异味。

三、敷料的要求

1. 基本要求

敷料的基本要求如下。

（1）治疗成功的基本前提是产生并持续产生"干净的创面"。

（2）很好地吸收细菌和渗液。

（3）保持创面湿润的微环境。

（4）保持创面周围皮肤的干燥性。

2. 功能性要求

敷料的功能性要求如下。

（1）吸湿。

（2）透气。

（3）有限地蒸发水分。

（4）隔热。

（5）低粘连度。

（6）机械性保护。

（7）阻止微生物的屏障。

（8）无创面刺激。

（9）良好的敷贴性。

（10）压力均匀分散。

（11）无菌或可消毒。

3. 敷料选择的考虑因素

敷料选择的考虑因素如表 6-1-1 所示。

表 6-1-1　敷料选择的考虑因素

创面深度和类型	Ⅱ度烧伤 / Ⅲ度烧伤
	溃疡 / 窦道
创面描述	坏死组织
	坏死组织溶解
	肉芽组织
	上皮化
创面特性	干燥 / 潮湿 / 大量渗出
	恶臭
	剧痛
	难以包扎
	易出血
细菌检出	无菌
	定植
	感染

四、敷料的种类与使用

（一）生物敷料

1. 天然生物敷料

（1）同种异体皮覆盖物：由于自体皮来源有限，采用异体组织移植物覆盖全厚皮缺损创面是比较简便、有效的方法。同种异体皮覆盖物主要来源于尸体皮，是一种较为理想的创面覆盖物，主要用于大面积烧伤患者切削痂创基的临时覆盖。它具有最佳的皮肤屏障功能，能阻止水、电解质、蛋白质、热量经烧伤创面丧失和细菌侵入，并能减少创面上定植的细菌量，有良好的止痛、止血功能，黏附性与自体皮肤相同，有促进上皮化作用。

（2）异种皮覆盖物：目前动物异种皮取代自体皮和同种异体皮移植的研究取得了一定进展。猪与人有较高的同源性，且猪皮来源广泛、价格低廉，因此，猪皮加工制成的敷料被广泛应用。青蛙皮是一种活性物质，具有抗细菌和促进结痂的作用，其与大蒜等作为基料合成的敷料可用于烧伤创面，但必须低温保存。羊膜无血管神经组织，但单层羊膜质脆、易裂、不耐压、低温保水性差，临床上一般将其制成复层辐射羊膜或用戊二醛浸泡处理，无免疫原性，附着性和透气性较好。上述敷料往往浸有抗生素，不能永久覆盖创面，也不能完全消除其抗原性。此外，该类敷料不能广泛应用的原因还包括移植物难以灭菌、消毒和储存，需要进行多次手术，治疗费用昂贵。

2. 人造生物敷料

人造生物敷料的主要基质是胶原，故又称"胶原生物敷料"。胶原是细胞外基质的主要成分，其内可含有弹性蛋白、脂质、硫酸软骨素等成分，纯化的胶原有良好的组织相容性，抗原性弱，不会引起炎症或排斥反应，可生物降解，黏附性与皮肤相近。

（1）膜型胶原生物敷料：将提炼纯化的胶原用戊二醛、紫外线等方法进行交联后制成膜状。止血效果较好，外观透明。只适用于相对清洁的创面，不适用于渗出性和感染性创面。适应证与膜型合成敷料较相似。

（2）海绵型胶原生物敷料：该类敷料的多孔结构可诱导修复细胞在敷料中浸润和增殖，可较长时间的用于创面覆盖，具有明显的促进创面愈合作用。在海绵型胶原生物敷料中加入某些活性物质（如透明质酸、纤维结合素、双丁酰环磷腺苷），敷料的胶原支架结构得以改建，促创面愈合效果更明显，愈合的创面外观好于对照组。

（3）复合型胶原生物敷料：该类敷料含多种成分。例如，将橡胶加入尼龙网中制成敷料，可在Ⅱ度和Ⅲ度烧伤创面上使用，其促上皮化的功能较强；Biobrane®为高分子聚合物，其中加入了从猪皮胶原提取的多肽，适用于供皮区、浅Ⅱ度和深Ⅱ度创面；Integra®和Pelnac®的"真皮"为胶原，"表皮"为硅橡胶薄膜，"真皮"可逐渐降解，自体内皮细胞和成纤维细胞长入形成新的真皮结构，可用于覆盖Ⅲ度烧伤创面等。此外，用明胶和藻酸盐（或透明质酸钠）交联成的可生物降解的海绵类生物敷料也属于复合型胶原生物敷料；液状水凝胶敷料则未经交联，在干燥创面上可创造潮湿环境，促进结痂溶解，但由于该类敷料具有流动性，在创面上无法固定，有效作用时间不长，需要多次换药。

胶原生物敷料的促愈合作用表现：①胶原生物敷料具有一定的止血、促凝作用，除与胶原成分引起创面血小板凝块形成有关外，碳水化合物在其中也起一定作用。②胶原生物敷料可诱导多种细胞增殖分化。胶原不但可作为创面凝血块的基底，而且是粒细胞、巨噬细胞、纤维母细胞的趋化性物质，为各种细胞的游走、附着、增殖提供支架。③胶原生物敷料最终会降解为机体修复细胞所需的氨基酸，为创面修复提供营养物质。④生物胶原的抗原性小于大多数蛋白质，引起免疫反应的可能性较小。

不过，胶原生物敷料也有缺点，如稳定性较差、吸收渗液能力不强等。渗液容易在敷料下聚集，造成细菌生长，因此，要特别注意控制感染。

3. 组织工程敷料

无论是人工合成敷料还是胶原生物敷料，均不能长期覆盖创面，皮肤组织工程则在此方面进行了尝试。

（1）表皮细胞膜片：1975 年，莱因瓦尔德（Rheinwald）等体外培养人表皮细胞获得成功，后来格林（Green）和奥康纳（O'Connor）等将其应用于创面覆盖，开创了以组织工程技术治疗皮肤缺损的新方法。表皮细胞膜片的缺点是薄而易碎，分离过程中会丢失基底膜蛋白成分；在深度创面上很难存活，创面愈合后瘢痕挛缩明显，易破溃，抗感染能力差。因此，表皮细胞膜片的临床应用受到一定限制。

（2）真皮替代物：真皮是影响创面愈合质量和功能恢复的重要因素之一，移植时真皮中成纤维细胞数量越多，成熟胶原纤维束就越多，瘢痕形成和创面收缩的程度也越小。

①活真皮替代物：在胶原支架上由真皮基质培养成纤维细胞。例如，Dermagraft® 是将新生儿的成纤维细胞种植在可降解的聚乳酸纤维网上，移植到皮肤缺损创面后可获成活，无排斥反应，治疗效果与刃厚自体皮肤移植相似；Apligraf® 具有可预先制备而随时应用、无须取自体皮等优点，但其最终转归尚不清楚，有待进一步临床试验和评估。

②无细胞的真皮替代物：是指去除了真皮和表皮细胞的全厚皮肤，如 Alloderm®。无细胞的真皮替代物由于除去了抗原性，移植后不会发生排斥反应，可显著减少自体皮

的需要量。无细胞异体真皮基质的存在为受体成纤维细胞、血管内皮细胞重新定植和血管新生提供了良好的诱导支架，在无细胞异体真皮基质中重新定植的成纤维细胞可保持产生成熟基质的能力。

③复合皮肤替代物：在培养的成纤维细胞表面覆盖一层角质形成细胞。例如，Apligraf®是将角质形成细胞接种于含有成纤维细胞的Ⅰ型牛胶原上。复合皮肤替代物可有效治疗各种顽固的慢性皮肤溃疡。此外，用人角质细胞取代硅膜并在胶原基质中种入人成纤维细胞的敷料可用于治疗烧伤创面，但其细胞培养期较长，难以大量生产，且成本高昂。

（二）非生物敷料

1. 传统常用的纱布或纱布条

传统常用的纱布或纱布条可作为干敷料更换使用，盖住创面作为最外层敷料；用于吸液、擦拭，清洁创面或四周的皮肤；用于填充无效腔（潜行）或瘘管、窦道等；用于表浅性创面，纱布使用前需要用生理盐水润湿，否则会伤害表层细胞。

优点：成本低，原料来源广泛，质地柔软，有较强的吸收能力，可防止创面渗液积聚，对创面起一定保护作用。

缺点：对创面愈合无促进作用，无保湿作用；易引起创面粘连、疼痛、出血，损伤新生上皮，肉芽组织容易长入纱布网眼中致粘连结痂；无抗感染作用，敷料渗透时易导致外源性感染。

2. 不粘敷料

不粘敷料包括两类，一类是吸收性不粘敷料，可吸收渗液，如 Cosmopor®、Zetuvit®等；另一类是无吸收性不粘敷料，不能吸收渗液，只起保护作用，如凡士林纱布、Grassolind®、Atrauman®等。常用于覆盖外科术后创面，避免敷料与缝线粘连，有保温和保湿作用。

优点：不粘连创面，去除敷料时不会损伤创面的新生细胞，可吸收渗液。

缺点：只能敷在创面上，不能用于创面填充。

3. 半通透性透明黏性敷料

半通透性透明黏性敷料可自由通透氧气及水蒸气，不透水，不透菌，有薄膜和喷剂等类型，如 Hydrofilm®。使用时需要注意，创面周围的皮肤一定要完整干燥；不需更换敷料，除非怀疑创面有感染、渗液过多或薄膜片卷起；一般可留在创面上 4~7 天甚至更久；对渗液不多的表浅性创面有效。

优点：避免感染；有保护、保湿及保暖作用；维持创面湿度，保留创面渗液，有助于痂皮的自动清创；外观透明，可随时观察创面内部；有固定和支持作用，可减少局部创面的疼痛；常用于表浅性创面，有助于表皮细胞的增生；不粘连创面，撕去时不会把表皮细胞一起去除；可用于外层敷料的固定；大小便失禁时，可用于皮肤保护和隔离。

缺点：不适用于渗液过多的创面、四周皮肤脆弱或已受刺激的创面；不适用于有无效腔或潜行深度的创面，除非先用其他敷料填充无效腔，再使用此类敷料；炎症期创面禁用。

4. 水胶体敷料

水胶体敷料是由水溶性高分子物质的颗粒与橡胶黏性物混合加工而成，吸收水分形成水凝胶。最常见的凝胶式羧甲基纤维素。此类敷料是封闭型敷料，不透气，内含亲水颗粒，吸收渗液后可肿胀 12 倍，如 Hydrocoll®。适用于表浅性创面、渗液少的黄腐肉或黑痂创面、慢性溃疡、压力性损伤、烧伤、软组织损伤，但创面不能有感染、渗液过多、无效腔或发炎；绝不可用于感染性创面，如有蜂窝织炎的下肢创面。

优点：封闭性敷料，低氧环境可刺激创面愈合；细菌无法透过，可减少创面再感染的机会；有一定吸水性；可避免创面直接受冷、热或压力的刺激；水胶体含内源性的酶，能促进纤维蛋白和坏死组织的溶解，具有清创作用；创面表面形成封闭湿润的凝胶体，不与创面粘连；保护肉芽组织和新生表皮。

缺点：过度湿润，可引起创面周围皮肤浸渍；不适用于渗液多的创面、有无效腔或潜行深度的创面、四周皮肤脆弱或已受刺激的创面；炎症期创面禁用。

5. 水凝胶敷料

水凝胶是一种溶胀在水或生理液体中的高分子网络，被用作药物的载体，还可用于肌体组织的修复。水凝胶敷料是在可渗透的聚合物衬垫上添加水凝胶材料。可形成水凝胶的天然高分子主要有胶原、明胶、透明质酸及其盐、纤维蛋白、藻酸盐、壳聚糖等。水凝胶敷料适用于皮肤擦伤、晒伤、放射性损伤、激光和化学损伤等表层创面，以及有黄腐肉或黑痂且渗液较少的创面。

优点：有湿润创面的作用，此类敷料的主要成分为纯水（70%~90%），可保持创面的湿润环境；与组织接触时可发生反复的水合作用，连续吸收创面的渗出物；水凝胶自身温度只有 5 ℃，有温和的冷却作用，可显著减少术后的疼痛和炎症；不粘连创面，容易去除。

缺点：不适用于渗液较多的创面；对细菌的隔离作用不强，可选择性允许革兰氏阴性细菌生长；易污染，需勤换药。

6. 创面填充敷料

创面填充敷料具有吸收渗液的能力，适用于深部创面的填塞。创面填充敷料包括两类，一类是传统敷料，即纱布条，可吸收渗液，清创引流，保持创面底部湿润，填充无效腔，避免细菌及异物侵入；另一类是新型敷料，如藻胶型填充敷料，吸收渗液量是传统敷料的 2 倍以上。

7. 藻酸盐敷料

藻酸盐敷料包括片状和条状两类，适用于深部创面的填塞、有潜行深度（无效腔）的创面、有坏死组织及渗液多的创面、术后需要促进止血的创面，以及高渗出的慢性创面，如压力性损伤、溃疡。使用时需要注意，一般先用生理盐水（或林格氏液）冲洗创面，创面保留一定湿度时干塞敷料，再作固定；敷料遇渗液会膨胀，不可填塞太紧，松松地塞入即可。

优点：可干填入创面；可吸收大量渗液；敷料形状可随创面的大小和形状改变，遇渗液等即变为胶状；可用于填充无效腔、大面积创面及感染性、有脓性渗液的创面；更换次数根据渗液的多少而定；能在创面表面形成一层稳定的网状凝胶，有助于血液的凝固。

缺点：无黏性，需要用外层敷料固定；有异味；敷料本身有脓液样外观，易与创面感染混淆；不适用于表层创面；潜行深度开口窄小且深的创面慎用；若创面没有足够的渗液，表面会形成硬痂，易导致创面再损伤。

8. 泡沫敷料

泡沫敷料多数由高分子材料发泡而成，表面覆盖一层聚氨酯半透膜。结构具有多孔性，对液体具有较大的吸收容量，氧气和二氧化碳几乎能完全透过。合成原料有聚乙烯丁醛、聚氨基甲酸乙酯、聚氨酯、聚乙烯醇等。

优点：可制成各种厚度，对创面具有良好的保护、保温作用；敷料轻，患者感觉较舒服；高度亲水材料，吸收渗液能力强，可减少创面粘连；保持湿性环境，促进创面愈合；阻止细菌，降低感染的风险；泡沫垫可缓冲外界压力，垂直吸收，不浸渍周围皮肤。

缺点：无粘边敷料，需要用2层敷料固定；不透明，不能直接观察创面的变化，没有饱和指示；敷料孔隙大，创面肉芽组织易长入，且易受细菌污染。

9. 含银敷料

银离子的作用机制是破坏细菌细胞壁，破坏细菌内蛋白及酶类，改变 DNA 结构。银离子可以杀灭病原微生物，抗菌效果取决于银离子浓度，而银离子浓度取决于银离子释放速度。含银敷料可控制创面感染，加速创面愈合，去除因细菌而产生的异味，是一种理想的抗感染敷料。

优点：广谱抗菌，无耐药性；缓释银离子，杀菌作用持续；吸收渗液能力强。

缺点：银离子在杀菌的同时也会杀死正常细胞，需要控制银离子的释放速度，保证安全性；与吸收渗液的敷料联合应用时，可能存在相互制约问题；不能代替必要的外科清创和抗生素治疗，银离子不能杀灭坏死组织和纤维蛋白覆盖的细菌；不能与石蜡联合应用，含银敷料只能在水溶液中释放银离子。

10. 其他敷料

（1）坏死组织分解酶油膏敷料：适用于黑黄腐肉，不可用于新鲜的肉芽组织。创面底部湿润且 pH 值在6~8时，此类敷料才能发挥清创作用。

（2）润滑或刺激血液循环的喷剂：适用于表浅性创面，可促进创面愈合。

（3）交互式创面清洁敷料：适用于所有开放性创面（除了狭深创面），可用于创面愈合各个时期，尤以清创期为佳；在现有敷料中具有最广泛的应用范围，无应用禁忌；可主动、快速、持续清创；在吸收渗液、清洁创面的同时，释放林格氏液，保持创面湿润的微环境；可折叠，可填塞。

11. 敷料的选择

敷料的选择如表6-1-2和图6-1-1所示。

表 6-1-2　敷料的选择

创面组织类型	治疗目的	敷料的作用	治疗的选择		
			创口床准备	一级敷料	二级敷料
坏死性，黑色，干燥	去除坏死组织，保持创面干燥	使创面床水化，促进创面自溶清创	实施手术或机械清创	水凝胶	聚氨酯薄膜敷料

续表

创面组织类型	治疗目的	敷料的作用	治疗的选择		
			创口床准备	一级敷料	二级敷料
腐肉性，黄色、褐色、黑色或灰色，干燥或低度渗出	去除腐肉组织，保持创面床清洁，促进肉芽组织生长	水合创面床，控制创面湿度平衡，促进创面自溶清创	实施手术或机械清创，清洗创面	水凝胶	聚氨酯薄膜敷料、硅酮凝胶敷料
腐肉性，黄色、褐色、黑色或灰色，中度或重度渗出	去除腐肉组织，促进肉芽组织生长，渗液管理	吸收过多渗出，防止浸渍，促进创面自溶清创	实施手术或机械清创	吸收型敷料（藻酸钙/亲水性纤维/泡沫敷料）	弹性绷带、聚氨酯薄膜敷料、泡沫敷料
肉芽组织形成，创面清洁，红色，低度渗出	促进肉芽组织生长及上皮形成	保持创面湿度平衡，保护新生组织生长	清洁创面	水凝胶、硅酮凝胶敷料，使用与创面腔隙匹配的条状、绳状或带状敷料	使用软垫和（或）弹性绷带，避免使用可导致创面闭塞、浸渍的绷带
肉芽组织形成，创面清洁，红色，中度或重度渗出	渗液管理，促进上皮形成	保持创面湿度平衡，保护新生组织生长	清洁创面	吸收型敷料（藻酸盐/亲水性纤维/泡沫敷料）	
上皮形成，红色或粉红，无渗出或低度渗出	促进上皮形成和创面成熟（收缩）	保护新生组织生长	清洁创面	水胶体（薄）、聚氨酯薄膜敷料、硅酮凝胶敷料	使用软垫和（或）弹性绷带
感染创面，低度、中度或重度渗出	减少创面细菌负荷，渗液管理，异味控制	抗菌，湿性愈合，消除异味	清洁创面	抗菌敷料（吸收性或无吸收性、可填充或不可填充）	使用软垫和（或）弹性绷带

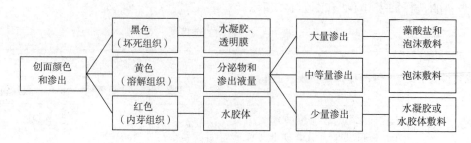

图 6-1-1　敷料的选择

（武艳军、周灵、李海胜）

第二节　特定创面中敷料的使用

一、肉芽创面

肉芽创面应选用水胶体敷料、水凝胶敷料或其他非粘连性敷料，要求敷料容易去除，且对创面无损伤。

二、渗出性创面

渗出性创面应选用高吸收性敷料，如藻酸盐敷料、水性聚合物敷料、泡沫敷料，要求能迅速去除多余的渗液，尽可能减少创面周围皮肤的浸渍、蜕皮。选择高吸收性敷料时，换药次数减少。

三、结痂性创面

结痂性创面应选用水胶体敷料或水凝胶敷料，并联合应用其他封闭性敷料（如聚氨酯薄膜敷料），防止水分丢失。创面需水化，以促进自溶清创，有利于痂的去除。

四、腐肉性创面

腐肉性创面应选用水胶体敷料、水凝胶敷料或藻酸盐敷料，敷料的自溶特性有利于腐肉的去除。

五、腔洞性创面

腔洞性创面应选用非粘连性敷料，此类敷料不容易断裂且能够整体取出。创面未愈前，填塞时需要避免窦道出口被封闭。

六、战创伤创面

战创伤创面应选用以沸石为纳米原材料的紧急止血剂。这种止血剂能在大量失血后的"黄金3分钟"内迅速止血，但患者在使用中容易被沸石产生的高温灼伤。新型钙沸石材料可使出血不止的大动脉在12秒内紧急止血，并较好地解决了使用时的发热问题。

（武艳军、周灵、李海胜）

参考文献

［1］ 谭谦，周宏礽，林子豪，等.角质形成细胞在脱细胞异种真皮上培养的实验研究［J］.中华整形外科杂志，2003，19（4）：291-293.

［2］ 吴国选，伍津津.组织工程皮肤修复创面的研究进展［J］.实用医药杂志，2005，22（11）：1038-1041.

［3］ 胡葵葵，胡琼华.组织工程皮肤的最新研究［J］.中国临床康复，2004，8（8）：1526-1527.

［4］ 陈英华，董为人，肖应庆，等.一种新型真皮替代物——人发角蛋白 - 胶原海绵的制备及其生物活性研究［J］.南方医科大学学报，2006，26（2）：131-138.

［5］ 刘涛，金岩.无细胞组织工程真皮材料的研究进展［J］.国际生物医学工程杂志，2006，29（3）：170-173.

［6］ 陈慧慧，周俊平，朱捷.战创伤创面敷料的研究及应用进展［J］.人民军医，2016，59（3）：219-221.

［7］ 赵琳，宋建星.创面敷料的研究现状与进展［J］.中国组织工程研究与临床康复，2007，11（9）：1724-1726，1737.

［8］ 编辑部信息组.用胶原制作生物材料［J］.明胶科学与技术，2002，22（1）：12-22.

［9］ 乌兰哈斯，宋建星.创面敷料的研究与临床应用现状［J］.中国美容医学，2006，15（1）：102-104.

［10］ 王晓芹，王贵波，李晓辉.创面敷料及其对愈合的影响研究进展［J］.中国临床康复，2002，6（4）：574-575.

［11］ 姜叡超，贵超.创面生物活性玻璃新型敷料临床应用［J］.中国医药科学，2011，1（12）：47，52.

［12］ 耿健，柳大烈，张阳，等.纳米银抗菌医用敷料创面外用后纳米银在体内的分布［J］.中国组织工程研究与临床康复，2011，15（16）：2915-2919.

［13］ 张珠，易继凌，殷义霞，等.新型海藻酸盐湿性敷料的制备及其生物相容性［J］.武汉大学学报（理学版），2015，61（3）：208-212.

［14］ Altman D，Mellgren A，Blomgren B，et al. Clinical and histological safety assessment of rectocele repair using collagen mesh［J］. Acta Obstet Gynecol Scand，2004，83（10）：995-1000.

［15］ Hong Y，Yan X，Liao X，et al. Platinum nanoparticles supported on Ca（Mg）-zeolites for efficient room-temperature alcohol oxidation under aqueous conditions［J］. Chem Commun（Camb），2014，50（68）：9679-9682.

［16］ Ehrenreich M，Ruszczak Z. Tissue-engineered temporary wound coverings. Important options for the clinician［J］. Acta Dermatovenerol Alp Pannonica Adriat，2006，15（1）：5-13.

［17］ De S K，Reis E D，Kerstein M D. Wound treatment with human skin equivalent［J］. J Am Podiatr

Med Assoc, 2002, 92（1）: 19-23.

[18] Gillies D, O'Riordan E, Carr D, et al. Central venous catheter dressings: a systematic review [J]. J Adv Nurs, 2003, 44（6）: 623-632.

[19] Doillon C J. Porous collagen sponge wound dressings: in vivo and in vitro studies [J]. J Biomater Appl, 1988, 2（4）: 562-578.

[20] Chan E S, Lam P K, Liew C T, et al. A new technique to resurface wounds with composite biocompatible epidermal graft and artificial skin [J]. J Trauma, 2001, 50（2）: 358-362.

[21] Kühn C, Sümpelmann D, Geiger B, et al. Early hemostasis after coronary therapeutic interventions by using a collagen plug [J]. Z Kardiol, 1993, 82（8）: 515-520.

[22] Singer A J, Thode H C Jr, McClain S A. Development of a histomorphologic scale to quantify cutaneous scars after burns [J]. Acad Emerg Med, 2000, 7（10）: 1083-1088.

[23] Lamme E N, Van Leeuwen R T, Brandsma K, et al. Higher numbers of autologous fibroblasts in an artificial dermal substitute improve tissue regeneration and modulate scar tissue formation [J]. J Pathol, 2000, 190（5）: 595-603.

[24] Boyce S T, Goretsky M J, Greenhalgh D G, et al. Comparative assessment of cultured skin substitutes and native skin autograft for treatment of full-thickness burns [J]. Ann Surg, 1995, 222（6）: 743-752.

[25] Roh J Y, Sim S J, Yi J, et al. Ecotoxicity of silver nanoparticles on the soil nematode Caenorhabditis elegans using functional ecotoxicogenomics [J]. Environ Sci Technol, 2009, 43（10）: 3933-3940.

[26] Ramnath V, Sekar S, Sankar S, et al. Preparation and evaluation of biocomposites as wound dressing material [J]. J Mater Sci Mater Med, 2012, 23（12）: 3083-3095.

[27] Agrawal P, Soni S, Mittal G, et al. Role of polymeric biomaterials as wound healing agents [J]. Int J Low Extrem Wounds, 2014, 13（3）: 180-190.

第七章
药物在创面管理中的应用

理想的创面用药应该具有镇痛、减少渗出、利于引流、保护创面、促进创面生长、抗菌谱广且强、不产生或少产生耐药菌株、无毒性、副作用少、创面愈合后不遗留瘢痕、价格便宜等特点。但在临床众多药物中，没有一种可以到达上述要求。这些药物在发挥治疗作用的同时也有相应的副作用，如长期、大剂量使用会严重损害机体健康。因此，在创面愈合过程中，应根据药物的作用、适应证、剂量及不良反应等，谨慎用药。

第一节　药物的分类及特点

一、抗感染类

创伤后局部组织损伤，血液循环障碍，通常采用局部抗菌药物外用剂型，通过多次给药、持续给药或局部缓释技术，维持局部有效的抗菌浓度，达到防治感染的效果。

使用原则：不经常或不作为全身用抗菌药物。

使用优点：局部使用，皮肤表面浓度高，抗感染效果佳；全身吸收少，副作用相对减小；避免肠内菌群失调，应用总量减少；无过敏，无刺激，无毒或低毒性；有较广的抗菌谱；无蓄积作用，可迅速排出体外。

1. 磺胺嘧啶银

（1）作用：抗菌谱广，对革兰氏阳性及阴性菌都有效，特别对铜绿假单胞菌抗菌效果显著。银离子与细菌体内的去氧核糖核酸相结合，使细菌繁殖受到抑制；同时磺胺嘧啶也发挥其抑菌作用。

（2）不良反应：①肾损害：磺胺嘧啶及其乙酰化物的溶解度小，在尿液偏酸时更易析出结晶，损伤肾小管及尿路上皮细胞，引起结晶尿、血尿、腰痛，严重时可引起少尿、尿痛甚至尿毒症。②变态反应：较为常见，可表现为皮疹、皮炎、药物热、肌肉疼痛、血清样变等。③血液系统反应：可表现为粒细胞减少、血小板减少、再生障碍性贫血等。④肝损害：可表现为黄疸、肝功能减退等。⑤胃肠反应：较轻微，可表现为恶心、呕吐、腹泻等。

2. 磺胺嘧啶锌

（1）作用：具有抑菌作用，对革兰氏阴性菌、革兰氏阳性菌均有良好的抑菌效果。锌离子能破坏细菌的 DNA 结构，促进创面愈合。

（2）不良反应：①过敏反应：较为常见，可表现为药疹，严重者可发生渗出性多形红斑、剥脱性皮炎、大疱表皮松解萎缩性皮炎等。②中性粒细胞减少或缺乏症、血小板减少症及再生障碍性贫血：可表现为咽痛、发热、苍白和出血倾向。③溶血性贫血、血红蛋白尿。④高胆红素血症、新生儿核黄疸。⑤肝脏损害：可表现为黄疸、肝功能减退，严重者可发生急性肝坏死。⑥肾脏损害。

3. 莫匹罗星软膏

（1）作用：以莫匹罗星为主药、聚乙二醇为基质组成，通过阻断异亮氨基酸与转移核糖核酸（transfer RNA，tRNA）结合，抑制细菌蛋白质合成，杀灭细菌。剂型有膏剂和喷雾剂。对革兰氏阳性菌有较强的抑制作用，对部分革兰氏阴性菌也有抑制作用。莫匹罗星软膏非全身用药制剂，不易诱导耐药，作用机制独特，不易和其他类别抗生素产生交叉耐药，是理想的外用抗菌药。

（2）不良反应：局部的烧灼感、刺痛感及瘙痒等。

4. 庆大霉素

（1）作用：抗菌谱较广，对铜绿假单胞菌抗菌效果较好，对创面无刺激、无痛，应用较方便。

（2）不良反应：长期大量使用可引起肾功能障碍、听力障碍，容易产生耐药菌株。

5. 复方多黏菌素 B 软膏

（1）作用：硫酸多黏菌素 B、硫酸新霉素、杆菌肽和盐酸利多卡因组成的复方制剂。干扰膜通透性，破坏膜的屏障；阻碍与核糖体 30S 亚基结合的蛋白质的合成，引起遗传密码错读；抑制细胞壁黏肽的合成，破坏细胞壁。适用于小面积创面细菌性感染，尤其是由铜绿假单胞杆菌和鲍曼不动杆菌引起的感染。

（2）不良反应：新霉素可导致过敏、湿疹等，多黏菌素有一定的肝、肾毒性，不推荐用于大面积创面。

6. 夫西地酸乳膏

（1）作用：夫西地酸乳膏的抗菌机制是通过抑制核糖体的易位来干扰延迟因子 G，阻止细菌蛋白合成。适用于各种创面细菌性感染。

（2）不良反应：对眼结膜有刺激作用，应避免在眼睛周围使用。

二、促进创面愈合类

外用生长因子作为非手术治疗手段，可促进各类创面自行愈合，此外，也是为手术提供良好创基不可或缺的治疗手段之一。外用生长因子已广泛应用于各种急、慢性创面的治疗，最早使用商品化外用生长因子成功治疗创面的报道距今约有 30 年的历史。目前，外用生长因子治疗创面尚未出现明显毒性作用或不良反应，但其确切疗效仍存在一定争议，其应用方式、方法仍有待进一步规范，最合理、经济的应用模式还有待明确。

1. 成纤维细胞生长因子

成纤维细胞生长因子（fibroblast growth factor，FGF）可促进内皮细胞增生和肉芽组织生长，刺激胶原酶的表达，增加上皮化，加快组织的肉芽基质填充和上皮化，对组织的损伤修复起至关重要的作用。

2. 表皮生长因子

表皮生长因子（epidermal growth factor，EGF）具有促分裂作用，主要通过与细胞膜受体结合，在细胞内传递过程中构成复杂的代谢网络，从而控制细胞的代谢、分化等生物学活性，加速肉芽组织的生成和上皮细胞增殖，缩短创面愈合时间。适用于烧伤创面、供皮区创面及各类慢性溃疡创面等的治疗。

3. 粒细胞 - 巨噬细胞集落刺激因子

粒细胞 - 巨噬细胞集落刺激因子（granulocyte-macrophage colony stimulating factor，

GM-CSF）是一种作用广泛的、具有多重活性的细胞因子，不仅通过自分泌的方式促进皮肤修复细胞的增殖，还通过介导其他细胞及生长因子（如巨噬细胞、中性粒细胞、内皮细胞、上皮细胞、成纤维细胞等）发挥促进创面愈合作用。

4. 血小板衍生生长因子

血小板衍生生长因子（platele derived growth factor，PDGF）具有广泛的生物学活性，在组织修复的生理病理过程中起重要作用，可趋化炎性细胞和组织修复细胞至创面，促进血管内皮细胞、纤维蛋白原（fibrinogen）、平滑肌细胞及上皮细胞进行有丝分裂、增殖，从而促进血管再生、细胞外基质（extracellular matrix，ECM）形成和重建、肉芽组织形成，使创面再上皮化，最终促进创面愈合。

外用生长因子的使用方法必须根据创面具体情况而定。外用生长因子有效作用于各种创面的前提是清创，使用外用生长因子前必须去除创面明显的坏死组织，并有效控制创面严重感染。各种外用生长因子的应用方式基本一致，主要分为干粉剂配制所得溶液和凝胶剂，前者溶于注射用水或生理盐水后可直接涂抹于患处，或用喷雾器喷洒，或在患处覆盖适当大小的纱布，将药液均匀滴于纱布上；后者在清创后均匀涂于患处，或在患处覆盖适当大小的纱布（内层纱布），将凝胶均匀涂抹于纱布上，常规包扎（外层纱布）。

外用生长因子通过快速接触受体而发挥作用，每天 1 次、多次或隔天 1 次都是合理的。在经济条件允许且创面保持清洁的情况下，可一直使用外用生长因子至创面愈合。

外用生长因子可促进肿瘤细胞增殖生长，因此，禁用于癌性创面。此外，外用生长因子还禁用于恶病质患者的皮肤创面或恶性溃疡创面。

三、创面消毒类

创面消毒类药物是指在人体外能杀灭传播媒介上的病原微生物，使其达到无害化要求的制剂，包括过氧化物类、醇类、碘类、季铵盐以及各种复合消毒剂等。适用于手部皮肤消毒、手术部位皮肤黏膜消毒等。

1. 达金溶液和乙酸

达金溶液（次氯酸和次氯酸钠的混合物）和乙酸具有广谱抗菌作用和罕见的抗微生物作用，并且对细菌生物膜有效，可用于慢性、严重定植和感染的创面。

2. 聚维酮碘溶液

聚维酮碘溶液（碘伏）的作用机制是接触创面后解聚释放出所含碘以发挥杀菌作用，对多种细菌、芽孢、病毒、真菌等有杀灭作用。特点是对组织刺激小，适用于皮肤、黏膜感染。

3. 苯扎溴铵

苯扎溴铵是阳离子表面活性剂，主要用于皮肤、黏膜、创面等消毒，使用前要稀释，并在短时间内使用。皮肤消毒使用 0.1% 的苯扎溴铵溶液，创面黏膜消毒使用 0.01% 的苯扎溴铵溶液。

4. 过氧化氢溶液

过氧化氢溶液（双氧水）是弱腐蚀剂，与过氧化氢酶接触后转化成氧气和水，释放出的氧气产生气泡效应，可辅助创面碎片的机械清理，对厌氧菌有杀菌效果。

5. 含银离子消毒剂

含银离子消毒剂以银离子为主要杀菌因子，并配以过氧化氢，杀菌谱广，杀菌力强，能快速清除创面的污物及残留的敷料或药物。银离子有良好抗菌作用；过氧化氢能形成氧化能力很强的自由羟基，对细菌的细胞膜产生氧化作用，破坏其蛋白质的基础分子结构，达到杀菌的目的；二者有效结合，协同作用，具有优秀的双重杀菌机制。

6. 复合溶葡萄球菌酶消毒剂

复合溶葡萄球菌酶消毒剂是以葡萄球菌酶、溶菌酶、醋酸氯己定为主要成分的消毒剂，其中前两组成分为主要杀菌成分，可杀灭各种球菌，但需至少 5 分钟的作用时间。主要不良反应为过敏反应。

四、中药成分

各类创面外用中药制剂的主要成分包括生地黄、大黄、黄柏、牡丹皮、苍术、防风、延胡索、白及、麻油、獾油、黄芩、冰片等，具有清热解毒、活血化瘀、消肿止痛、杀菌消炎、除腐生新、收湿敛创、促进肉芽组织及皮缘快速生长的作用。

五、其他制剂

康复新液：美洲大镰干燥虫体提取物。具有养阴生肌、通利血脉等功效，内服、外用均可。主要成分包括多元醇类和肽类活性物质，其中多元醇类物质有助于血管新生，对局部血液循环起促进作用，同时还能加快肉芽组织生长，不仅有助于创面微循环，还能促进创面修复。

六、创面修复外科常用辅助药物

在创面修复的长期治疗过程中，患者容易出现营养不良、疼痛、微循环差、脏器受损等现象，某些患者还会伴随一些基础疾病，以上情况都会通过口服、静滴、皮下及肌注等途径用药治疗，因此，我们在促进创面愈合的医疗护理过程中应考虑并注意这些用药情况，避免出现不良反应。创面修复外科常用辅助药物如表 7-1-1 所示。

表 7-1-1　创面修复外科常用辅助药物简表

类别	药名	用法与用量	注意事项
降压类药物	卡托普利片	12.5 mg，口服 2 次 / 天	肾功能不全者慎用并监测；可经乳汁分泌，哺乳期妇女需权衡利弊；宜在餐前 1 小时服用；可加重高血钾，与留钾利尿剂合用时应注意监测血钾；过量可致低血压
	马来酸依那普利片	5 mg，口服 1 次 / 天	肝功能不全者用药时应密切监测肝功能；肾功能不全者慎用并监测；易出现高血钾或其他不良反应；用药期间，定期监测白细胞计数和肾功能
	缬沙坦片	80 mg，口服 1 次 / 天	哺乳期妇女不宜使用；低钠及血容量不足的患者注意避免低血压；用药期间，定期监测血钾、血肌酐；大剂量使用可引起高钾血症
	厄贝沙坦片	150 mg，口服 1 次 / 天	妊娠初始 3 个月内不宜使用
	硝苯地平控释片	30 mg，口服 1 次 / 天	严重肝功能不全者应减小剂量；老年人用药应从小剂量开始；影响驾车和操作机械的能力；不得与利福平合用
	氨氯地平片	5 mg，口服 1 次 / 天	与二氢吡啶类药物有交叉过敏；血浆半衰期延长，肝功能不全者慎用；妊娠期妇女仅在非常必要时使用；哺乳期妇女用药期间应暂停哺乳
	氢氯噻嗪片	25 mg，口服 2 次 / 天	用药期间，定期监测电解质、血糖、血尿酸、血肌酐等；老年人应用本品较易发生低血压、电解质紊乱和肾功能损害
	普萘洛尔片	10 mg，口服 3 次 / 天	妊娠及哺乳期妇女慎用；糖尿病患者应用本品可发生血糖过低；用药期间，定期监测血常规、血压、心功能、肝肾功能

续表

类别	药名	用法与用量	注意事项
降糖类药物	格列苯脲片	2.5 mg, 口服 3 次 / 天	用药期间如出现不适, 如低血糖、发热、皮疹、恶心等, 从速就医; 一旦发生皮肤过敏反应, 应停药; 用药期间, 定期监测血糖、尿糖、尿酮体、尿蛋白和肝肾功能
	那格列奈片	60 mg, 口服 3 次 / 天	可导致低血糖, 与其他降糖药合用会增加低血糖风险; 餐前 10 分钟给药可显著降低血浆峰浓度, 减少低血糖风险
	盐酸二甲双胍片	0.5 g, 口服 2 次 / 天	用药期间, 定期监测肾功能, 可减少乳酸中毒的发生; 可减少维生素 B_{12} 的吸收; 1 型糖尿病患者不宜单独使用本品, 应与胰岛素合用
	阿卡波糖片	50 mg, 口服 3 次 / 天	用餐前即刻整片吞服, 或与前几口食物一起咀嚼服用
	吡格列酮片	30 mg, 口服 1 次 / 天	用药期间, 如出现恶心、呕吐、腹部疼痛、疲乏、黑尿, 应立刻就医
	利拉鲁肽	0.6 mg, 皮下注射	仅用于皮下注射, 注意观察有无过敏反应; 有胰腺炎病史者慎用
抗凝血类药物	华法林钠片	第 1—3 天: 每天 3~4 mg, 口服; 3 天后, 每天 2.5~5 mg, 口服	出血是典型不良反应, 应密切监护; 用药期间, 应稳定进食富含维生素 K 的食物; 严格掌握适应证, 不可滥用
	利伐沙班片	15 mg, 口服 2 次 / 天	用药过量可致出血并发症; 不宜与肝素、利福平、苯妥英钠等联合应用
促凝血类药物	注射用尖吻蝮蛇血凝酶	1~2 U 静脉注射、肌内注射或皮下注射	有血栓病史者禁用
抗血小板类药物	阿司匹林片	75~100 mg, 口服 1/ 天	增加出血风险; 增加消化道黏膜损伤及溃疡风险; 哺乳期妇女禁用
改善微循环类药物	盐酸罂粟碱注射液	30 mg, 肌内注射 2 次 / 天	—
	前列地尔注射液	每次 10 μg, 加入 100 mL 氯化钠溶液中, 静脉滴注 1 次 / 天	避免与血浆增溶剂 (右旋糖酐、明胶制剂等) 混合
镇静、镇痛类药物	地西泮片	5 mg, 口服 1 次 / 晚	长期用药者, 停药前应减量, 不要骤然停止; 氟马西尼可用于该类药物过量中毒的解救
	盐酸曲马多缓释片	150 mg, 口服 1 次 / 晚	服用缓释剂型时应吞服, 勿嚼碎; 突然撤药可能引起戒断综合征, 应缓慢减药

续表

类别	药名	用法与用量	注意事项
镇静、镇痛类药物	对乙酰氨基酚	0.3 g，口服 3 次 / 天	不宜长期或大剂量使用，以防引起造血系统和肝肾功能损害
	布洛芬缓释片	0.3 g，口服 2 次 / 天	长期用药应监测血常规和肝肾功能
脏器保护类药物	注射用磷酸肌酸钠	每次 1 g，加入 100 mL 氯化钠溶液中，静脉滴注 2 次 / 天	慢性肾功能不全者禁止大剂量使用
	异甘草酸镁注射液	每次 0.1 g，加入 250 mL 10% 葡萄糖溶液中，静脉滴注 2 次 / 天	严重低钾、高钠血症、高血压等禁止使用
脏器保护类药物	奥美拉唑	40 mg，口服 1 次 / 天	—
营养支持类药物	瑞高肠内营养乳剂（TPF-D）	500 mL，鼻饲 1 次 / 天	低蛋白血症及烧伤使用型营养产品
	瑞能肠类营养乳剂（TPF-T）	500 mL，鼻饲 1 次 / 天	肿瘤及呼吸系统疾病使用型免疫营养产品

（罗佳、黄玉群、李海胜）

第二节 特定创面中药物的使用

一、湿性坏死 / 腐烂创面

湿性坏死 / 腐烂创面应选用可使创面床保持最佳湿度的敷料，有助于消除坏死物质和腐肉，刺激肉芽组织生长。

（1）少或中量渗出：可使用水凝胶敷料，上面再覆盖一层聚氨酯泡沫敷料。

（2）大量渗出：可使用藻酸盐或吸水纤维敷料与聚氨酯泡沫敷料联用，也可使用高吸收性敷料。

（3）必要时采取清创手术。

二、干性坏死性创面

1. 有可能愈合的创面

针对有可能愈合的创面，可进行组织水化以促进清创。在接触面可使用水凝胶敷料，上面再覆盖一层聚氨酯泡沫敷料；也可考虑采取清创手术。

2. 不能愈合的创面

针对不能愈合的创面，应以保护组织免受损伤和其他危险为治疗目标，宜选用保护性防粘连干性敷料。

三、高渗出性创面

针对高渗出性创面，应防止创面水分过多导致的创面边缘浸渍和上皮组织再生受阻。

（1）可选用聚氨酯泡沫和（或）吸水纤维敷料或水活性聚合物敷料，用绷带固定。

（2）可使用防粘连网状或薄纱敷料，将其置于创面，上面再覆盖防粘连强吸收的第二层敷料，上层敷料可频繁更换，不干扰与创面接触的主要敷料，从而解决患者的舒适度和成本问题。

四、干性非渗出性创面

针对干性非渗出性创面，应使创面达到最佳湿度，以刺激肉芽组织生长。如果有渗出物，可用水凝胶（聚氨酯泡沫敷料作为第二层敷料）或水胶体敷料。

五、浅表清洁的创面

泡沫敷料是用于浅表清洁的创面的最佳敷料，常用绷带或胶带对其进行固定。如果创面过于干燥，可加用水凝胶以补充水分。硅树脂涂层的网状敷料或非纱布石蜡薄纱与创面的黏着性最低，需要在其上放置吸收性第二层敷料以处理渗出物并保护创面。

六、细菌大量定植的创面

溃疡内可能存在大量细菌定植，这不代表真正的感染，但会影响创面愈合。临床症状包括大量渗出物、恶臭、疼痛和溃疡无法愈合。

（1）卡地姆碘或含银敷料（泡沫型、水活性型、水胶体型和防粘连敷料等）可吸收并减少渗出物，降低细菌水平。此类敷料可使用至定植菌减少甚至停止定植。

（2）如果创面有化脓性链球菌定植，应给予口服抗生素治疗。

七、恶臭创面

恶臭创面有大量细菌定植，可采用以下方法使产气菌减少，从而改善恶臭。

（1）局部用甲硝唑凝胶，以泡沫敷料或含碳敷料作为第二层敷料。

（2）进行抗菌浸泡。

（3）使用抗菌敷料，如含银或含碘敷料。

（4）增加换药频次。

八、脆弱和疼痛创面

敷料粘连性越小，引起的疼痛越轻，局部组织损伤的风险越小。

（1）仔细选择合适的敷料，可减少换药时的疼痛和焦虑，并减少局部组织创面损伤的风险。

（2）吸水纤维敷料因其容易移除且不会造成创面受损，适用于潮湿的创面。

（3）水凝胶敷料可为创面提供水分从而缓解疼痛，简单冲洗即可移除，不会伤害创面，适用于疼痛、干燥的创面。

九、创面周围的皮肤

使用敷料时，一定要考虑创面周围的皮肤，应选择不会对局部组织造成进一步损伤的固定式敷料。

（1）渗出量大时，为避免出现皮肤浸渍而导致局部组织损伤，可使用吸收量大的敷料，同时使用能在皮肤上留下保护性聚合物膜的擦拭物，行创面周围皮肤护理。

（2）敷料上的黏合剂与皮肤接触可诱发接触性皮炎，可使用防粘连敷料降低其风险。

十、过度生长的肉芽组织

过度生长的肉芽组织通常发生于过度潮湿的创面，可干扰上皮组织的形成。

（1）使用高渗盐水敷料或在敷料上局部加压可减少过度生长的肉芽组织。

（2）必要时，可在局部麻醉下行刮除术或手术，轻轻去除过度生长的肉芽组织。

（罗佳、黄玉群、李海胜）

参考文献

［1］ 吕国忠，赵朋．新型生物活性材料促进创面修复和皮肤再生［J］．中华烧伤杂志，2021，37（12）：1105-1109.

［2］ 中国老年医学学会烧创伤分会．含银敷料在创面治疗中应用的全国专家共识（2018版）［J］．中华创伤杂志，2018，34（11）：961-966.

［3］ 韩春茂，余美荣，王新刚．创面处理主要进展概述［J］．中华烧伤杂志，2018，34（12）：864-867.

［4］ 罗高兴，吴军．现代功能材料促进皮肤创面修复［J］．中华烧伤杂志，2020，36（12）：1113-1116.

［5］ 中华医学会烧伤外科学分会，《中华烧伤杂志》编辑委员会．皮肤创面外用生长因子的临床指南［J］．中华烧伤杂志，2017，33（12）：721-727.

［6］ 胡爱玲，郑美春，李伟娟．现代伤口与肠造口临床护理实践［M］．北京：中国协和医科大学出版社，2010.

［7］ 黄跃生．烧伤外科学［M］．北京：科学技术文献出版社，2009.

［8］ 丁炎明．伤口护理学［M］．北京：人民卫生出版社，2017.

［9］ 澳大利亚治疗指南有限公司．治疗指南：溃疡与创面管理分册［M］．张波，译．北京：化学工业出版社，2018.

第八章
物理因素在创面管理中的应用

第一节　超声清创

一、概述

清创（debridement）一词最早来源于法语"desault"，是指用外科方法去除开放创面内无生命或受污染组织，直至暴露周围健康组织，为创面愈合创造一个良好的环境，是促进创面愈合的重要步骤。目前，临床上可选择的清创方法有很多，器械/外科清创是最常用的，但侵害性较大，可能引起疼痛、出血过多，也可能非选择性地清除健康组织；自溶性清创和酶清创过程较慢，需要有效管理渗液并监测感染发生的迹象；"湿到干"敷料是历史悠久的一种机械清创方法，虽然易于使用，但具有非选择性，且需要频繁更换敷料；使用蛆虫进行生物清创属于选择性清创方法，但对患者而言可能在心理上难以接受，且无菌蛆虫的制备难度大、费用高。临床上最好选择有选择性、高效、可促进创面愈合的清创方法。

超声技术已被用于许多医学领域，如影像诊断和治疗。治疗用超声在骨骼愈合、肌肉和组织修复等方面有广泛报道，超声清创已被证实是一种可促进创面愈合的机械清创方法。

1. 清创原理

超声清创是将电能转换为超声能量，用生理盐水作为耦合介质，将超声探头的能量直接传输至组织，起到空化效应、机械冲洗效应、温热效应。空化效应是指创面表面形成无数小气泡，小气泡破裂可产生1000大气压能量，可把创面表面的污染物、坏死组织、微生物剥离。机械效应是通过水流震动和冲击把血凝块、坏死组织去除。温热效应是通过使扩张的内皮细胞产生一氧化氮，减轻血管痉挛，增加血流，刺激创面成纤维细胞、内皮细胞的分裂增殖，促进创面愈合。

2. 作用

超声清创的作用是清除坏死组织，降低细菌负荷，上调细胞活性，保护正常组织，减轻患者的痛苦。

3. 适应证

超声清创的适应证如下。

（1）急性创面：外伤、手术伤、感染创面、烧伤创面、化脓性创面、软组织创伤、开放性骨折等。

（2）慢性难愈合创面：糖尿病足、压力性损伤、下肢静脉溃疡、各种外伤性溃疡等。

4. 禁忌证

超声清创的禁忌证包括眼睛周围、头部、已有肉芽生长及上皮化的创面、孕妇的腹部、装有心脏起搏器者、局部供血不足者。

二、操作流程

1. 评估

（1）全身评估：评估患者有无安装心脏起搏器、有无血管问题、是否怀孕。

（2）局部评估：评估创面的部位、大小、深度，以及有无潜行、窦道、瘘管。此外，还需要评估基底是腐肉还是黑色坏死组织。

2. 实施

（1）物品准备：超声清创机、生理盐水、输液管、适合创面的无菌刀头（平面创面用柱形刀头，腔道创面用圆形刀头）、防护镜、防护衣、口罩、帽子、手套、无菌纱布、换药包、消毒液。

（2）操作（图 8-1-1、图 8-1-2）：将主机接通电源，将输液管连接冲洗液，将输液管的另一端与主机的 1 号或者 2 号接口连接，打开开关，按"系统维护"键，选择"超声液路"，使管道注满液体，按"系统维护"键，再按"超声清洗"键，选择管路（1 号或者 2 号），选择输出功率，选择液体流量，将超声刀头安装于手柄上，消毒创面，开启超声，手持刀柄以 45° 角上下滑动，刀头距离创面 1~2 mm，不直接接触创面，超声清创时可配合使用外科剪，清创后按"系统维护"键，排空液路，卸下刀头并清洗，用环氧乙烷消毒，用 75% 酒精擦拭刀柄，收拾用物。

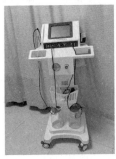 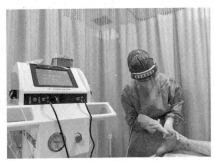

图 8-1-1 超声清创仪　图 8-1-2 清创时

3. 效果评价

（1）疏松的坏死组织得到有效清除，正常组织未受损（图 8-1-3、图 8-1-4）。

（2）致密的坏死组织松动。

（3）创面床清洗干净，新鲜肉芽暴露。

（4）细菌生物膜被破坏，细菌负荷降低。

（5）患者的疼痛评分低于 4 分。

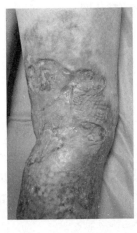 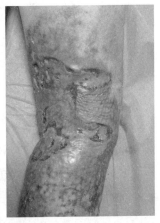

图 8-1-3 清创前　图 8-1-4 清创后

三、注意事项

（1）任何治疗手段都不应与其他治疗手段完全割裂，超声清创应作为创面治疗环节之一，与其他治疗手段结合应用，可于负压引流前、植皮前、外用药物前、红光/蓝光治疗前使用。

（2）超声清创时，可将刀头贴附创面（距离创面1~2 mm）滑动清创；也可将刀头伸入窦道内清创，此时刀头可接触创面，但每个清洗点停留时间不超过2秒，避免组织振动生热。每次清创应彻底，以创面清洗干净、肉芽暴露为宜，建议每1~2天1次，医生可根据创面的情况决定使用次数。

（3）高压脉冲清洗：适合大面积污染创面的前期处理及分泌物冲洗，清创时应配合负压吸引以回收废液。

（4）超声清创刀头为高强度钛合金，消毒后可重复使用。需要注意，每清创一位患者必须更换一个刀头。

（5）超声清创液路一般无需消毒，一次性使用。超声手柄一般无需消毒，必要情况下使用高压蒸汽灭菌，完毕后须在室温下冷却10~15分钟，待其全部冷却，且与主机连接的接头干燥后，方可使用。

（6）使用超声清创设备时，必须穿戴好个人防护用具，因为在治疗区域可能会产生生理盐水和血液混杂的水雾，使用标准的无菌手术衣和护目镜可起到较好的防护作用。

（张莉、王智、黄洁清）

第二节　烧伤浸浴

一、概述

烧伤浸浴，又称"水疗"，是指将患者全身或肢体浸泡于温水或者药液中，可清洁创面，减少感染创面的细菌数量和脓性分泌物，促使坏死组织软化、分离，可减轻换药时给患者带来的痛苦，缩短换药时间，改善功能关节僵硬、皮肤牵拉的情况，促进血液循环。烧伤浸浴是烧伤创面清洁的主要方法，可用于烧伤植皮术前准备、烧伤后期的残余创面治疗。

二、操作流程

1. 评估

烧伤浸浴适用于烧伤后任何感染创面，但患者只有全身情况良好才能进行烧伤浸浴；已出现创面脓毒症或败血症者，月经期或有严重感染、心肺疾病、全身情况较差者，不宜浸浴。

2. 实施

（1）患者的准备：测量患者的血压、脉搏、呼吸，注意保持输液通畅，揭除外层敷料，嘱患者排空大小便。

（2）浸浴室的准备：换药碗 1~2 套，无菌手套 2~4 副，大纱布 5 张。室温保持在 28~32 ℃。消毒浴缸后放入浸浴液，浸浴液一般采用清洁的水，水位至浴缸的 1/2 即可，水温保持在 38~40 ℃。

（3）浸浴操作（图 8-2-1）：将患者放于浴缸中，应先清洗无痂创面，再剪除部分分离的焦痂，以免在浸浴开始时即发生创面出血在温水中不易自然凝血的现象。浸浴结束时，应将浴缸中的水排出并用 38~40 ℃的温水再冲洗一遍全身。

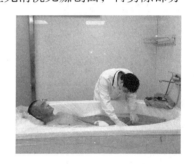

（4）浸浴时间：根据创面及患者耐受情况决定浸浴时间，一般不超过 30 分钟，初次为 15~20 分钟，且医生必须在场。治疗烧伤后期残余创面时，如患者情况允许，浸浴时间可适当延长至 1 小时。

图 8-2-1 烧伤浸浴

3. 效果评价

烧伤浸浴后，创面清洁，换药时患者的疼痛感降低，创面修复时间缩短。

三、注意事项

（1）初次浸浴应向患者做好解释工作，取得其积极配合。

（2）浸浴时，如患者出现面色苍白、心慌、冒冷汗、脉细弱等虚脱表现，应立即停止浸浴并给予相应处理。

（3）气管切开者，应防止污水流入气管引起呛咳及肺部感染。

（4）如果供皮区内层敷料或油纱与创面黏贴紧密，在水中不要强行揭除。

（5）浸浴时注意保暖，室温保持在 28~32 ℃；浸浴后应迅速用干纱布拭干，防止受凉。

（6）静脉输液者，应妥善保护局部，防止污水浸湿。

（黄贤慧、王智、黄洁清）

第三节　光疗

一、概述

光疗是应用天然光源、人造光源中的可见光线和不可见光线防治疾病的方法。天然光源——太阳光，往往受地理气候条件的限制，同时太阳光谱中波长短于 290 nm 的紫外线在传播过程中会被大气层中的臭氧吸收而不能到达地面，在医疗应用上受到一定影响。19 世纪末，人类掌握了人工电光源，光疗便得到广泛的应用和发展。光疗根据所用光线的波长可分为红外线疗法、可见光疗法和紫外线疗法，根据所用光线的来源可分自然光疗法和人造光疗法，根据光的相干性又可分为非相干光疗法和相干光（激光）疗法。1970 年以来，临床上出现了光化学疗法、癌症的光敏诊治、用蓝紫光治疗新生儿黄疸、用紫外线进行穴位照射治疗等新方法。光疗对防治疾病和预防保健均有重要的医疗价值，目前常用于创面治疗的人造光有红光、半导体激光、远红外线等。

二、红光

红光治疗仪是一种可应用于医院、家庭的新型光疗设备，其基本原理是通过特殊的滤光片得到 600~700 nm 的红色可见光波段，该波段对人体穿透深，疗效更好；同时，该波段光斑大（相当于 He-Ne 激光的数百倍），为治疗大面积创面提供了更好的治疗方法。红光治疗仪的光输出强度分"强""弱"两档，以适应不同体质的患者。

1. 适应证

（1）皮肤科：带状疱疹、下肢静脉溃疡、压力性损伤、静脉炎、丹毒、疖肿、皮炎、毛囊炎。

（2）外科：创面感染、脓肿、溃疡、软组织挫伤、烫伤、注射后臀部硬结。

（3）内分泌科：糖尿病足。

（4）妇科：急性乳腺炎、乳头糜烂、产后感染、术后恢复。

（5）烧伤科：烧伤及术后创面。

2. 治疗机制

红光会对生物体产生光化学作用，使之产生重要的生物效应以达到治疗效果。细胞中的线粒体对红光的吸收量最大，在红光照射后，线粒体的过氧化氢酶活性增加，这样可以促进细胞新陈代谢，增加糖原含量，促进蛋白合成和三磷酸腺苷分解，从而加强细胞的新生，促进创面和溃疡的愈合，同时也加强白细胞的吞噬作用，提高机体的免疫功能。

3. 作用

红光治疗可显著改善细胞的有氧呼吸作用，促进细胞新陈代谢和肉芽组织生长，加速创面愈合和疾病康复，提高白细胞的吞噬作用，强化自体消炎，提高机体免疫力，降低创面部位五羟色胺（5-HT）含量，产生良好的镇痛疗效。

4. 禁忌证

（1）禁止将正在工作的照射光源直射眼睛。

（2）禁止照射孕妇腰腹。

（3）禁止照射月经期女性盆腔部位。

（4）有恶性肿瘤史者禁用。

（5）有出血性和凝血障碍疾病者禁用。

（6）对光过敏者禁用。

5. 操作流程

（1）评估：评估患者有无恶性肿瘤，是否对光过敏，是否在月经期，创面是否清洁，创面是否出血。

（2）实施。

①清洗创面，暴露创面。

②给患者戴好防护眼罩。

③打开机器背侧电源开关。

④进行参数设置，将治疗时间设置为10~15分钟。

⑤按"开始"键，启动治疗（图8-3-1）。

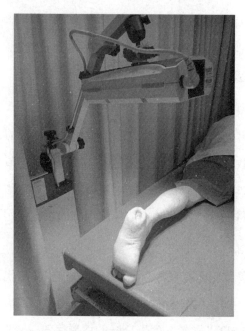

图 8-3-1　红光治疗

⑥治疗完毕，关闭机器背侧电源开关。

⑦包扎创面。

（3）效果评价：红光治疗后，患者眼睛无红肿、刺疼，创面无出血，创面的细菌负荷降低，换药时患者的疼痛感降低，创面加速愈合。

6. 注意事项

（1）清创后进行治疗时，暴露创面的照射效率最高。

（2）包扎后的创面也可进行照射，但需要延长照射时间。

（3）患者照射时可能感到肌肉有抽搐感，这是康复增进表现，无需担心。

（4）照射后，创面可能出现渗液增加，这是正常现象，需要坚持治疗。

（5）照射后，提示患者注意疼痛感变化，鼓励其配合治疗。

三、半导体激光

半导体激光治疗能够迅速达到消炎止痛、活血化瘀的效果，进而有效防止各种术后并发症的发生，近年来常用于创面修复。

1. 治疗机制

半导体激光治疗仪的工作原理是热效应和生物刺激效应。低能量激光照射产生光电生物效应，使血液中蛋白质（酶和其他功能蛋白质）分子结构发生改变，从而使机体产生一系列的生物刺激效应，包括改变血液流变学性质，降低全血及血浆黏度、血小板及红细胞聚集能力，增强红细胞变形能力，降低血液凝固性，抑制血栓形成，改善血液循环（尤其是微循环），调整机体的免疫状态（包括体液免疫和细胞免疫），提高机体的抗病能力，有利于感染性疾病、变态反应性疾病和自身免疫性疾病的恢复。此外，半导体激光治疗还可改善机体的中毒状态，降低体内中分子物质（middle molecular subtances，MMS）水平，减少其他毒性物质的堆积。

2. 作用

半导体激光治疗可促进创面血液循环，抗感染，止痛，改善机体的中毒状态，促进新生血管生长和肉芽组织增生，刺激蛋白质合成。毛细血管是肉芽组织的基本成分之一，是完成创面愈合的前提条件，肉芽组织的毛细血管越丰富，组织供氧量就越充分，有助于各种组织修复细胞的代谢和成熟，促进胶原纤维的产生、沉积和交联，促进创面愈合。

3. 适应证

半导体激光治疗适用于感染性皮肤病（如丹毒、甲沟炎、足癣感染、痤疮感染期等）、血管闭塞性脉管炎、浅层静脉炎、慢性溃疡（糖尿病、下肢静脉曲张、压力性损伤等）、带状疱疹及其后遗症、瘘管、烧伤、肛周术后组织水肿和渗出，以及感染性创面等。

4. 禁忌证

有恶性肿瘤、活动性结核、活动性出血、心肺疾病者禁用，甲状腺禁用。

5. 操作流程

（1）评估：评估患者的年龄，有无恶性肿瘤、活动性结核、心肺疾病，创面有无活动性出血。

（2）实施。

①清洗创面，暴露创面。

②给患者戴好防护眼镜。

③将主机钥匙从"0"旋至"1"位置，LCD液平面板显示。

④开机后默认连续工作方式，按"时间设置"键，治疗时间一般设置为10~15分钟。

⑤按"功率设置"键，设置输出功率、照射功率。头颈部照射的输出功率一般为200~350 mW；躯干及四肢部位照射的输出功率分为两种，复合头一般为450~500 mW，单头一般为350~450 mW；腔内照射的输出功率一般为250~350 mW（结合患者的具体

情况调整）。

⑥按"通时间"键和"断时间"键，设置激光通断时间。

⑦将探头激光窗口置于患处（图 8-3-2），按"待机"键，机器进入待机状态，再按"开始"键。

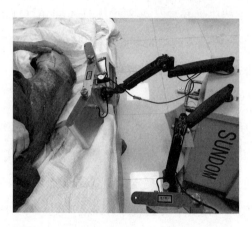

图 8-3-2　半导体激光治疗

⑧定时结束，激光停止输出，发出连续声音信号，LCD 液平面板显示当前设置状态。

⑨治疗过程中，如需停止治疗，按"停止"键，如遇突发事件，应按红色的急停开关键。

⑩照射完毕行创面包扎。

（3）效果评价：半导体激光治疗后，患者眼睛无红肿、刺疼，创面无出血，创面的细菌负荷降低，换药时患者的疼痛感降低，创面面积缩小。

6. 注意事项

（1）激光光源不得直接照射人眼，操作者及患者都应佩戴激光防护眼镜。操作者应穿白工作服，戴白手套，防止损伤。

（2）照射创面前，需要用生理盐水或双氧水清除创面表面分泌物和坏死组织。

（3）光导纤维不得挤压、弯曲，防止折断。

（4）禁止照射孕妇腹部。

（5）对光过敏、有出血性疾病者禁用。

（6）禁止照射月经期女性盆腔部位。

（7）新生儿、婴儿禁用。

（8）激光治疗室内应保持光线充足。光线较暗时瞳孔放大，受激光照射入眼内的光能增多，可造成眼损害。

四、远红外线

远红外线是根据人体正常组织与病变组织对特定波长的光能量照射具有选择性吸收的特性而设计的。远红外线治疗是指红外光辐射作用于病变组织，病变组织吸收光能并产生热固化效应、生物辐射共振吸收效应和微循环效应，促进局部组织的毛细血管血流加快，改善微循环，促进局部新陈代谢，增强机体的生物免疫功能，从而改善组织的营养状态，达到治疗疾病的目的。

1. 治疗机制

所有发热物体均可发射红外线，因此，从热因子的角度来看，红外线疗法属于辐射热疗法。红外线根据波长可分为短波红外线（近红外线）和长波红外线（远红外线）。远红外线波长较长，光量子能量小，被组织吸收后不引起光化学效应和光电效应，主要引起分子动能增加而产生热效应，这是远红外线治疗的工作原理。

2. 作用

远红外线治疗可促进血液循环，缓解疼痛，具有消炎作用。

3. 适应证

远红外线治疗适用于压力性损伤、慢性溃疡、术后创面愈合、炎症、创伤愈合、大手术炎症、严重烧伤、烧伤后的慢性溃疡、烧伤后的感染。

4. 禁忌证

（1）急性炎症：急性肺炎、急性软组织感染、急性化脓性感染等。

（2）高热：各种原因导致的体温大于 39 ℃者。

（3）恶性肿瘤：远离肿瘤的部位可进行照射。

（4）活动性结核。

（5）动脉硬化症。

（6）活动性出血或倾向：急性创伤性出血、血液系统疾病的出血。

5. 操作流程

（1）评估：评估患者有无发热，有无恶性肿瘤、活动性结核，感觉是否障碍，创面有无急性感染，创面有无活动性出血。

（2）实施。

①患者取适当体位，清洗创面，暴露照射部位。

②检查照射部位对温热感觉是否正常。

③将灯移至照射部位的上方或侧方（图 8-3-3）。功率为 500 W 以上时，灯距应为 50~60 cm；功率为 250~300 W 时，灯距应为 30~40 cm；功率为 200 W 以下时，灯距应为 20 cm 左右。

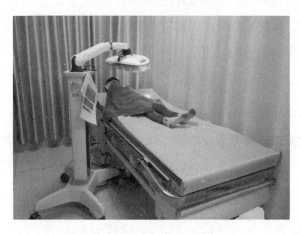

图 8-3-3　远红外线治疗

④局部照射时，在开机 3~5 分钟后，应询问患者的温热感是否适宜。

⑤每次照射 15~30 分钟，每天 1~2 次，15~20 次为 1 个疗程。

⑥治疗结束时，将照射部位的汗液擦干，患者应在室内休息 10~15 分钟后再外出。

⑦包扎创面。

（3）效果评价：远红外线治疗后，患者眼睛无红肿、刺痛，皮肤无烫伤，创面水肿减轻，创面无出血。

6. 注意事项

（1）照射过程中，患者不得移动体位，防止烫伤。

（2）照射过程中，患者如感觉过热、心慌、头晕等，须立即告知医护人员。

（3）应暴露照射部位，但如果照射部位接近眼或光线可射及眼，需要用纱布遮盖双眼。

（4）患部有温热感觉障碍或照射新鲜的瘢痕部位、植皮部位时，应使用低强度照射，密切观察局部反应，以免发生灼伤。

（5）明显的毛细血管或血管扩张部位一般不使用远红外线照射。

（6）老年人或幼儿（小于 4 岁），应在成人监护下使用远红外线照射，防止发生意外。

（7）水肿者照射后症状可能加重，建议采取抬高患肢、低强度照射等措施，密切观察局部反应。

（8）意识障碍、感觉缺失、不能明确判断热程度者，如必须进行远红外线治疗，需要格外警惕并严密监督。

（肖世莉、王智、黄洁清）

参考文献

［1］　林联铎.超声清创在烧伤创面的应用［J］.中国药物经济学，2014，9（4）：114-115.

［2］　黄卫虎，王霞.超声清创机在治疗慢性创面的临床应用［J］.科技资讯，2014，12（23）：250-251.

［3］　黄秀禄，谭小燕，农月稠，等.超声清创术联和智能负压创伤治疗技术治疗糖尿病足溃疡的护理［J］.中国临床护理，2013，5（4）：285-287.

［4］　刘文清，李晓洁，张胜威，等.超声清创治疗仪对肛周脓肿术后创面愈合的临床观察［J］.临床医药文献电子杂志，2017，4（1）：59，62.

［5］　胡大海，周琴，胡雪慧.现代伤口临床护理理论和实践［M］.西安：第四军医大学出版社，2015.

［6］　谢肖霞，伍淑文.实用烧伤护理手册［M］.北京：人民卫生出版社，2020.

［7］　洪彩梅，伍碧.半导体激光治疗烧伤创面的护理体会［J］.广东医学，2010，31（7）：926-927.

附录一

创面评估记录单

创面评估记录表

入院日期：_____年_____月_____日

首次评估日期：_____年_____月_____日

受伤时间：_____年_____月_____日

身高：_____cm

体重：_____kg

诊断：_____

联系电话：_____

既往处理史：_____

全身性疾病：□神经系统疾病　　□心肺疾病　　　□糖尿病　　　□肾功能不全

　　　　　　□血液系统疾病　　□营养不良　　　□激素使用　　□免疫抑制剂使用

　　　　　　□其他

创面类型：□外伤/手术切口　　□烧烫伤　　　　□压力性损伤　□糖尿病足

　　　　　□肿瘤性溃疡　　　　□静脉性溃疡　　□动脉性溃疡　□放射性皮炎

　　　　　□失禁性皮炎　　　　□其他

创面部位：_____

创面大小：长____cm　宽____cm　深____cm

潜行：□有　　范围____　　　　深度____cm　　□无

窦道：□有　　____方向　　　　深度____cm　　□无

瘘管：□有　　____方向　　　　□无

基底情况：坏死（黑色）：□25%　□50%　□75%　□100%

　　　　　腐肉（黄色）：□25%　□50%　□75%　□100%

　　　　　肉芽（红色）：□25%　□50%　□75%　□100%

　　　　　上皮（粉红）：□25%　□50%　□75%　□100%

　　　　　□骨骼　□筋膜　□肌腱　□肉芽水肿　□肉芽苍白　□肉芽过长

　　　　　□其他

周围皮肤：□健康　　□浸渍　　□红肿　　　□瘢痕　　　□色素沉着　□硬结
　　　　　□肿胀　　□糜烂　　□皮温高　　□皮温低　　□其他

渗液颜色与性状：□黄褐色　□黄色　　　□绿色　　　□黏稠　　　□稀薄　　　□其他

渗液量：□干燥　　□少量（＜ 5 mL/24 h）　　　　□中量（5~10 mL/24 h）
　　　　□大量（＞ 10 mL/24 h）

气味：□无　□臭

清创方法：□机械清创　□自溶清创　□外科清创　□其他清创

疼痛评分（数字评分）：_____分

疼痛（频率）：□无　□只在换药时疼痛　□间断疼痛　□持续疼痛

皮肤消毒液：□碘伏　□其他

创面清洗液：□生理盐水　□过氧化氢　□其他

创面记录表

处理日期	创面大小	潜行/窦道	基底情况	渗液颜色	渗液量	气味	周围皮肤	清创方法	敷料/外用药	疼痛评分	其他	签名

（刘春梅、张冬梅、王智）

附录二
压力性损伤风险评估表

Braden 压力性损伤风险评估量表

项目	评分			
	1分	2分	3分	4分
感知 （机体对压力所引起的不适感的反应能力）	完全受限：对疼痛刺激没有反应（没有呻吟、退缩或紧握表现），或身体绝大部分感觉疼痛与不适的能力受限	非常受限：只对疼痛刺激有反应，只能通过呻吟或烦躁的方式表达，或身体一半以上部位感觉疼痛与不适的能力受限	轻度受限：对言语指挥有反应，但不是所有时间都能用语言表达不适或需要翻身，或1~2个肢体感觉疼痛与不适的能力受限	无受损：对言语指挥有反应，无感觉障碍，感觉和表达疼痛与不适的能力没有受限
潮湿 （皮肤暴露于潮湿环境的程度）	持续潮湿：由于暴露于汗液、尿液等潮湿环境中，皮肤一直处于潮湿状态；每当移动患者或给患者翻身时都会发现患者的皮肤是潮湿的	经常潮湿：皮肤经常但不总是处于潮湿状态，至少每班要更换1次床单	偶尔潮湿：皮肤偶尔潮湿，每天需要额外更换1次床单	很少潮湿：皮肤通常是干燥的，只需要按常规更换床单
活动能力 （躯体活动能力）	卧床不起：被限制在床上	局限于轮椅：行走能力严重受限或不能走，不能负荷自身重量，必须依赖椅子或轮椅	偶尔步行：白天在帮助或无需帮助的情况下可偶尔短距离行走，每天大部分时间在床上或椅子上度过	经常步行：醒着的时候每天至少可以在室外行走2次，室内至少每2小时活动1次

续表

项目	评分			
	1分	2分	3分	4分
移动能力（改变/控制躯体位置的能力）	完全受限：在没有帮助的情况下，不能完成轻微的躯体或四肢的位置改变	严重受限：偶尔能轻微地移动躯体或四肢，但不能独立完成经常的或显著的躯体位置改变	轻度受限：能经常独立地改变躯体或四肢的位置，但改变幅度不大	不受限：能独立完成经常性的大幅度体位改变
营养（日常进食方式）	非常缺乏：从未完整地吃完一餐，很少能摄入所给食物量的1/3；每天能摄入2份或以下的蛋白质（肉或乳制品）；摄入液体量很少，没有补充每天规定量以外的液体；禁食、进清流食或静脉输液超过5天	可能缺乏：很少完整地吃完一餐，通常只能摄入所给食物量的1/2；每天蛋白质摄入量是3份肉或乳制品；偶尔能进行每天规定量外的液体补充；摄入量略低于理想的液体或管饲食物的量	营养充足：每餐可摄入所给食物量的1/2以上；每天蛋白质摄入量是4份肉或乳制品；偶尔拒吃一餐，但通常会接受补充食物；通过管饲或全胃肠外营养（total parenteral nutrition, TPN）能获得绝大部分所需营养物质	营养丰富：每餐可摄入绝大部分食物，从来不拒绝任何一餐；每天通常吃4份或更多的肉和乳制品，两餐间偶尔进食；不需要额外补充营养
摩擦力和剪切力	有此问题：移动时需要大力帮助，不可能做到完全抬空而不碰到床单；在床上或椅子上时经常滑落，需要大力帮助以重新摆好体位；痉挛、挛缩或躁动不安通常导致摩擦	潜在问题：躯体移动乏力，或需要一些帮助；在移动过程中，皮肤在一定程度上会碰到床单、椅子、约束带或其他设施；在床上或椅子上可保持相对好的位置，偶尔会滑落	无明显问题：能独立在床上或椅子上移动，并且有足够的肌肉力量，在移动时可完全抬空躯体；在床上或椅子上总是可保持良好的位置	—

Norton 压力性损伤风险评估量表

项目	评分			
	4分	3分	2分	1分
身体情况：指最近的身体健康状态（如营养状况、组织肌肉完整性、皮肤情况等）	良好：身体状况稳定，看起来很健康，营养状态良好	尚可：一般身体状况稳定，看起来健康状况尚可	虚弱：身体状况不稳定，看起来还算健康	非常差：身体状况很危急，呈现病态
精神状态：指意向状况和定向感	清醒：对人、事、地点定向感非常清楚，对周围事物敏感	淡漠：对人、事、地点定向感只有2~3项清楚，反应迟钝、被动	混淆：对人、事、地点定向感只有1~2项清楚，沟通对话不恰当	木僵：无感觉，麻木，没有反应，嗜睡

续表

项目	评分			
	4 分	3 分	2 分	1 分
活动力：指个体可行动的程度	活动自如：能独立行走	需协助行走：无人协助则无法走动	轮椅活动：只能以轮椅代步	卧床不起：因病情或医嘱限制而卧床不起
移动力：指个体可以移动和控制四肢的能力	移动自如：可自由移动，控制四肢活动自如	轻度受限：可移动、控制四肢，但需要他人给予一定协助才能翻身	严重受限：无人协助时无法翻身，肢体瘫痪，肌肉萎缩	移动障碍：无移动能力，不能翻身
失禁：指个体失去控制大小便的能力	无：大小便控制自如，或留置尿管但大便失禁	偶尔：在过去 24 小时内有 1~2 次大小便失禁，之后使用尿套或留置尿管	经常：在过去 24 小时内有 3~6 次大小便失禁或腹泻	二便失禁：无法控制大小便，且在过去 24 小时内有 7~10 次大小便失禁

注：量表总分为 20 分，得分＞ 14 分表示轻度危险，属于压力性损伤高危人群；得分为 12~14 分表示中度危险；得分＜ 12 分表示高度危险。

Waterlow 压力性损伤风险评估量表

体重指数（kg/m²）		皮肤类型		性别和年龄		营养筛查（总分＞ 2 分应给予营养评估 / 干预）	
中等（20~24.9 kg/m²）	0	健康	0	男	1	A. 是否存在体重减轻？是→ B 否→ C 不确定→ C（记 2 分）	
超过中等（25~29.9 kg/m²）	1	薄	1	女	2	B. 体重减轻程度	
		干燥	1	14~49 岁	1	0.5~4.9 kg	1
		水肿	1	50~64 岁	2	5.0~9.9 kg	2
肥胖（＞ 30 kg/m²）	2	潮湿	1	65~74 岁	3	10.0~15.0 kg	3
						＞ 15.0 kg	4
		颜色差	2	75~80 岁	4	不确定	2
						C. 是否进食差或缺乏食欲	
低于中等（＜ 20 kg/m²）	3	裂开 / 红斑	3	≥ 81 岁	5	否	0
						是	1
失禁情况		运动能力		组织营养不良		神经功能障碍	
完全控制	0	完全	0	恶病质	8	糖尿病	4~6

续表

偶尔失禁	1	烦躁不安	1	多器官衰竭	8	多发性硬化症	4~6
尿 / 大便失禁	2	冷漠	2	单器官衰竭	5	心脑血管疾病	4~6
		限制	3	外周血管病	5	感觉受限	4~6
大小便失禁	3	迟钝	4	贫血（血红蛋白＜8）	2	半身不遂 / 瘫痪	4~6
		固定	5	吸烟	1		

药物治疗		手术	
大剂量类固醇 / 细胞毒性药 / 抗菌药	4	外科 / 腰以下 / 脊椎手术	5
		手术时间 >2 小时	5
		手术时间 >6 小时	8

评分结果：
总分 10~14 分：危险；
总分 15~19 分：高度危险；
总分 ≥ 20 分：非常危险

Braden Q 儿童压力性损伤风险评估量表

项目	评分			
	1 分	2 分	3 分	4 分
移动能力（改变 / 控制躯体位置的能力）	完全受限：在没有帮助的情况下，不能完成轻微的躯体或四肢的位置改变	严重受限：偶尔能轻微地移动躯体或四肢，但不能独立完成经常的或显著的躯体位置改变	轻度受限：能经常独立地改变躯体或四肢的位置，但改变幅度不大	不受限：能独立完成经常性的大幅度体位改变
活动能力（躯体活动能力）	卧床不起：被限制在床上	局限于轮椅：行走能力严重受限或不能行走，不能负荷自身重量，必须依赖椅子或轮椅	偶尔步行：白天在帮助或无需帮助的情况下可偶尔短距离行走，每天大部分时间在床上或椅子上度过	经常步行：醒着的时候每天至少可以在室外行走 2 次，室内至少每 2 小时活动 1 次
感知（机体对压力所引起的不适的反应能力）	完全受限：对疼痛刺激没有反应（没有呻吟、退缩或紧握表现），或身体绝大部分感觉疼痛与不适的能力受限	非常受限：只对疼痛刺激有反应，只能通过呻吟或烦躁的方式表达，或身体一半以上部位感觉疼痛与不适的能力受限	轻度受限：对言语指挥有反应，但不是所有时间都能用语言表达不适或需要翻身，或 1~2 个肢体感觉疼痛与不适的能力受限	无受损：对言语指挥有反应，无感觉障碍，感觉和表达疼痛与不适的能力没有受限

续表

项目	评分			
	1分	2分	3分	4分
潮湿（皮肤暴露于潮湿环境的程度）	持续潮湿：由于暴露于汗液、尿液等潮湿环境中，皮肤一直处于潮湿状态；每当移动患者或给患者翻身时都会发现患者的皮肤是潮湿的	经常潮湿：皮肤经常但不总是处于潮湿状态，床单至少每8小时更换1次	偶尔潮湿：皮肤偶尔处于潮湿状态，床单每12小时更换1次	很少潮湿：皮肤通常是干燥的，只需要正常更换尿布，床单每24小时更换1次
摩擦力和剪切力	有严重问题：痉挛、挛缩、瘙痒或躁动不安通常导致持续的扭动和摩擦	有问题：移动时需要中到大量的帮助，不可能做到完全抬空而不碰到床单；在床上或椅子上时经常滑落，需要大量帮助以重新摆好体位	有潜在问题：躯体移动乏力，或需要一些帮助；在移动过程中，皮肤在一定程度上会碰到床单、椅子、约束带或其他设施；在床上或椅子上可保持相对好的位置，偶尔会滑落下来	无明显问题：能独立在床上或椅子上移动，并且有足够的肌肉力量，在移动时完全抬空躯体；在床上或椅子上总是可保持良好的位置
营养（日常进食方式）	重度营养摄入不足：禁食和（或）清流摄入；蛋白 < 25 mg/L；静脉输液超过5天	营养摄入不足：流食或导管喂养；通过胃肠外营养不能完全获得成长所需营养物质；蛋白 < 30 mg/L	营养摄入适当：通过管饲或TPN能获得足够的成长所需营养物质	营养摄入良好：日常饮食可获得成长所需营养物质，不需要补充其他食物
组织灌注与氧合	极度缺乏：低血压（MAP < 50 mmHg，新生儿MAP < 40 mmHg）；氧饱和度 < 95%；血红蛋白水平 < 100 mg/L；正常患儿无法耐受体位变换	缺乏：血压正常；氧饱和度 < 95%或血红蛋白水平 < 100 mg/L或毛细血管回流时间 > 2秒；血清pH值 < 7.4	充足：血压正常；氧饱和度 < 95%或血红蛋白水平 < 100 mg/L或毛细血管回流时间 > 2秒；血清pH值正常	非常好：血压正常；氧饱和度 > 95%；血红蛋白水平正常；毛细血管回流时间 < 2秒

注：（1）MAP: mean arterial pressure，即平均动脉压。

（2）Bradden Q 评估结果：16~23分为低危，13~15分为中危，10~12分为高危，≤9分为极高危。

（刘春梅、程霞、王智）

附录三
创面治疗操作技术规范

一、洗手操作规范

1. 操作目的

（1）去除手部皮肤污垢、碎屑和部分致病菌。

（2）预防交叉感染。

（3）保护医护人员。

2. 评估要点

（1）环境清洁、宽敞，布局合理。

（2）水池设计合理，水花飞溅少。

（3）干手物放置在不易被水花溅湿的地方。

3. 物品准备

（1）洗手液或肥皂。

（2）一次性擦手纸、暖风吹手设备或毛巾。

（3）流动自来水及水池设备。

4. 操作要点

（1）物品准备：备齐用物并置于指定位置，来到水池边。

（2）淋湿双手：在流动水下，充分淋湿双手。

（3）涂皂液：取适量洗手液，均匀涂抹至手掌、手背、手指和指缝。

（4）揉搓双手：按七步洗手法认真揉搓双手至少 15 秒，注意清洗双手所有皮肤，包括指背、指尖和指缝。七步洗手法的步骤如下。

①掌心相对，手指并拢，相互揉搓。

②手心对手背，沿指缝相互揉搓，交换进行。

③掌心相对，双手交叉，指缝相互揉搓。

④弯曲手指，使关节在另一手掌心旋转揉搓，交换进行。

⑤右手握住左手大拇指旋转揉搓，交换进行。

⑥将五个手指尖并拢放在另一手掌心旋转揉搓，交换进行。

⑦清洗手腕。

（5）冲洗双手：在流动水下，彻底冲洗双手。

（6）擦干双手：用一次性擦手纸巾或毛巾彻底擦干，或用干手机干燥双手。

（7）操作速度：不少于 60 秒。

（8）终末处理：将用过的一次性擦手纸巾置于黑色垃圾袋中（用过的毛巾置于专用放置容器中集中处置）。

5. 注意事项

（1）把握洗手指征：直接接触患者前后，无菌操作前后，处理清洁或无菌物品前，穿脱隔离衣前后，摘手套后，接触不同患者之间，从患者身体的污染部位移动到清洁部位时，处理污染物品后，接触患者的血液、体液、分泌物、排泄物、黏膜皮肤或创面敷料后。

（2）认真清洗指甲、指尖、指缝和指关节等易污染的部位。

（3）手部不佩戴戒指等饰物。

（4）手未受到患者血液、体液等物质明显污染时，可使用速干手消毒剂消毒双手以代替洗手。

（5）如水龙头为手拧式开关，应采用防止手部再污染的方法关闭水龙头。

（6）应使用一次性纸巾或干净的小毛巾擦干双手，毛巾应一用一消毒。

（游月梅、张冬梅、王智）

二、无菌操作规范

（一）无菌操作的原则

（1）执行无菌操作时，明确物品的无菌区和非无菌区。

（2）环境清洁，提前半小时停止清扫工作，减少走动，避免尘埃飞扬。治疗室每天用空气消毒机定时消毒。

（3）操作前衣帽穿戴整洁，戴好口罩，修剪指甲，洗手，备齐用物。

（4）戴手套时应注意未戴手套的手不可触及手套的表面，而戴手套的手则不可触及未戴手套的手或另一手套的里面。

（5）执行无菌操作时，未经消毒的手臂不可直接接触无菌物品或跨越无菌区，不得面向无菌区大声谈笑、咳嗽、打喷嚏。

（6）夹取无菌物品时，必须使用无菌持物钳（镊），取放时不可触及容器口边缘及液面以上容器内壁，以免污染，钳端应向下，以防消毒液反流而污染钳端。

（7）无菌物品与非无菌物品应分别放置，不可放在潮湿处，以免污染。潮湿破损的无菌物品不可使用。无菌包一经打开，应尽快使用。已取出的无菌物品即使未使用也不可再放回无菌容器内。无菌包打开超过24小时后必须重新灭菌。

（8）无菌容器和无菌包应注明物品名称、消毒日期，并按消毒日期的先后顺序排列，放置在固定地方，保持清洁干燥。每天检查无菌包是否过期，无菌包在未污染的情况下可保存7~14天，过期后应重新消毒灭菌。

（9）执行无菌操作时，如器械、用物疑有污染即不可使用，应予更换或重新灭菌。

（10）无菌溶液应根据要求避光保存或冷藏，溶液瓶内的溶液在开启后24小时内有效。

（11）各种换药碗及器械等用后应先去污，再按流程消毒灭菌。

（12）一套无菌物品只能供一位患者使用，以免交叉感染。

（13）为患者治疗或换药时，应按清洁、污染、感染、特殊感染的程序操作。被污染的组织、器械及敷料等不可与消毒物品放在同一器皿内，也不可放在病床上、桌上或扔在地上。

（二）无菌操作的流程规范

1. 操作目的

（1）使已灭菌的物品不再被污染并保持无菌。

（2）防止感染和交叉感染。

2. 目标

（1）创造无菌条件。

（2）树立医护人员的无菌观念。

（3）明确无菌物品、有菌物品、无菌区域和有菌区域的概念。

3. 物品准备

治疗盘 2 个，无菌溶液罐内置持物钳（镊），无菌溶液 1 瓶，无菌包内置治疗巾 2 块，无菌罐 1 个（内置纱布或棉球），无菌手套，启瓶器，棉签，安尔碘，无菌碗（包于双层包布内），弯盘 1 个，记录卡，笔，钟表。

4. 操作要点

（1）环境准备：环境清洁、宽敞，光线充足。

（2）操作前洗手并戴口罩：七步洗手法。

（3）使用无菌持物钳（镊）法：无菌持物钳（镊）应浸泡在盛有消毒溶液的大口容器内，液面需要没过持物钳轴节以上 2~3 cm 或镊子的 2/3 处，1 个容器内只能放 1 把持物钳。取放时应将钳端闭合，不能碰撞容器内壁，使用时钳端应向下，并且只能夹取无菌物品（不能夹取油纱布）。每周消毒更换 2 次，使用频率高的部门，每天消毒更换。需要到远处夹取物品时，无菌持物钳应连同容器一并搬移，就地使用。

（4）打开无菌包法：开包前先查看品名、灭菌指示胶带、灭菌日期、灭菌有效期，检查包布是否完整、干燥，将无菌包放在清洁、干燥、平坦处，解开系带打活结放在包布下，用手打开包布，手不可触及包布内面。用无菌持物钳夹取需用物品，放在准备好的无菌区域内。若一次未用完应逐层还原，并注明开包时间，超过 24 小时或包内物品被污染、浸湿，均需重新消毒。需要将无菌包内物品全部取出时，可将包托在手上打开，另一手将包布四角抓住，稳妥地将无菌物品放入无菌区域内。

（5）铺无菌盘法：打开无菌包，用无菌持物钳取出 1 块治疗巾并放在清洁治疗盘内，双手捏住治疗巾上层两角外面，轻轻抖开，横形双折铺于治疗盘内，内面为无菌区，上面的半幅呈扇形折向对面，边缘向外，放入无菌物品后，边缘对齐向上反折两次，两侧边缘向下反折，标明铺盘时间（具体到分），在 4 小时内使用。取用无菌容器内的物品时，应先备好无菌区，揭开无菌容器盖时，无菌面向上，置稳妥处，手不可触及容器的内面，用毕立即盖严。从无菌容器内取物时，无菌持物钳不可触及容器边缘，手持无菌容器时，应托住底部，手指不可触及容器的边缘及内面。每周消毒 1 次。

（6）取用无菌溶液法：先核对瓶签，检查瓶盖有无松动、瓶口有无裂缝，以及溶液有无沉淀、浑浊、变色。打开铝盖，用两拇指将橡皮塞边缘向上翻，再用拇指和食指把橡皮塞拉出（翻皮塞时若手指触及瓶口，应先用安尔碘消毒瓶口，再开瓶塞），标签向上，倒出少量溶液冲洗瓶口，再由原处倒入无菌容器中，倒后立即将橡皮塞塞好，用安尔碘棉签自瓶口向上环形消毒，翻下橡皮塞，写上开瓶日期、时间。

（7）戴脱无菌手套法：取表，挽袖，双手洗净擦干，核对手套袋上所注明的号码、灭菌日期。打开手套袋，取出滑石粉包，擦手后弃去，先取出一只手套，对准五指戴上，然后掀起另一只袋口，将戴手套的手指插入另一只手套的反边内面，将手套戴于另一手上，再将手套的反转处套在工作衣袖外，用无菌纱布擦净手套（指端）外滑石粉。如发现破损，应及时更换。脱手套时应先冲净表面污物，再从衣袖部反转脱下，放弯盘内，不可强拉手套边缘和手指部分。

（8）终末处理：①各种治疗巾及包布用后，无论有无污渍，都应清洁后再消毒。②其余用物必须先用有效氯 500 mg/ L 消毒液初步浸泡处理，再分别处理。

5. 注意事项

（1）把握洗手指征：直接接触患者前后，无菌操作前后，处理清洁或无菌物品之前，穿脱隔离衣前后，摘手套后，接触不同患者之间，从患者身体的污染部位移动到清洁部位时，处理污染物品后，接触患者的血液、体液、分泌物、排泄物、黏膜皮肤或创面敷料后。

（2）认真清洗指甲、指尖、指缝和指关节等易污染的部位。

（3）手部不佩戴戒指等饰物。

（4）手未受到患者血液、体液等物质明显污染时，可使用速干手消毒剂消毒双手以代替洗手。

（5）如水龙头为手拧式开关，应采用防止手部再污染的方法关闭水龙头。

（6）应使用一次性纸巾或干净的小毛巾擦干双手，毛巾应一用一消毒。

（游月梅、张冬梅、王智）

三、创面换药术

（一）换药目的

（1）探查创面，评估创面。

（2）清洁、清创、引流，清除创面异物及分泌物，减少细菌繁殖。

（3）应用抗感染药物及促进创面愈合的药物（敷料）。

（4）保护创面床，为创面愈合创造有利条件。

（5）促进创面组织细胞增殖与创面愈合。

（二）操作流程

1. 评估

（1）患者评估。

①评估影响创面愈合的相关因素（全身因素和局部因素）。

②评估患者的心理状态，了解患者的合作程度。

③评估患者对创面愈合的认识程度。

④初步查看创面，判断创面的类型（受伤原因，创面的位置、大小、深度，渗液的量、性质、颜色、气味），创周皮肤情况（有无红肿、发热、疼痛等感染表现，皮肤是否过敏），准备相应外用药品、敷料或器材。

（2）环境评估：评估环境是否清洁、安静，温度是否适宜。

2. 实施

（1）准备。

①人员准备：人员着装整洁，戴好口罩、帽子，用七步洗手法洗手。

②用物准备：按需准备无菌换药包、无菌大（小）纱布、绷带、胶布、测量工具、敷料、培养管、无菌手套 3~5 双、棉签、空针，根据评估情况准备清洗液、污物袋等，将用物整齐摆放于换药车（配备洗手液）上。

③环境准备：操作区域宽敞、整洁、安静，采光好，室温适宜，可播放舒缓的音乐。

④患者准备：a. 换药前与患者或家属做好充分沟通，说明换药事宜（包括换药时间、换药部位、换药不适感等），使其做好心理准备。b. 将患者置于合适体位，便于换药操作。注意保护患者隐私，防止受凉。c. 提前半小时遵医嘱口服、肌注或静脉应用止痛剂

或镇静剂。

⑤制订换药方案：包扎、半暴露、暴露、湿敷、水疗、浸浴、红光治疗等。

（2）基本步骤。

①垫好塑料布。

②揭开外层纱布。

③用镊揭除内层敷料，充分暴露创面。若敷料与创面粘连，可予用消毒液（碘伏、1% 过氧化氢、外用生理盐水等）浸透后再揭除。动作要轻柔，一只手拿湿敷料做反牵引，另一只手轻而匀速地揭开内层敷料。

④查看创面情况（局部评估）：创面大小、渗液情况、基底情况（清创期、肉芽生长期、上皮爬行期）、创缘周围皮肤、疼痛情况、感染情况。

⑤清洗创面：非感染创面由内向外清洗，感染性创面由外向内清洗。对于分泌物多的创面，先擦净分泌物，再用生理盐水清洗，留取分泌物做培养及药敏。清洗后，再次消毒，消毒范围为创面外 5~10 cm，再用生理盐水清洗创面。

⑥创面清创：如创面有坏死组织，应根据创面情况选择清创方式（外科清创、机械清创、自溶性清创等），清除坏死组织后，用生理盐水清洗，再用无菌纱布蘸干。清创过程中注意疼痛的管理。

⑦观察创面：渗液量、周围皮肤有无浸渍、创面进展情况等。

⑧根据创面的性质、清洁程度，选择合适的外用药物，将其喷涂于创面或均匀涂抹于单层纱布上再覆盖创面。

⑨敷料覆盖：根据创面情况，选用无菌纱布、敷贴、新型敷料等覆盖创面。

⑩包扎并固定。

⑪处理并发症，包括渗血、血管破裂、晕血、疼痛等。

（3）整理。

①询问患者感受，协助其整理衣服及床单位。

②整理用物，分类、清洁、浸泡消毒用具，污染物品应分类包装。

③洗手。

④记录。

（4）指导患者。

①保护创面。

②抬高患肢，减轻水肿。

③加强营养，促进伤口愈合。

④注意保持敷料清洁干燥，潮湿时应及时更换。

3. 注意事项

（1）严格执行无菌操作。

（2）操作过程中应尽量稳、细、轻，切忌动作过粗、过大。

（3）根据创面情况合理使用物品，避免浪费。

（4）每次换毕一位患者，认真洗手，尽量用一次性物品，一人一物，不要跨越无菌区，已污染的物品不再使用，防止交叉感染。

（5）换药的一般原则：无菌创面→污染创面→感染创面→特殊感染创面。

（6）换药的部位顺序：头面颈→躯干→四肢→足→会阴、肛周（感染轻的创面优先）。

（7）评估创面时，要观察创面有无感染症状，还要注意创面内有无潜行、窦道、瘘管等存在。

（8）针对需要做清创处理的创面，注意保护重要的肌腱及血管，避免损伤；特殊创面（如肿瘤创面）及特殊部位的创面（如足跟）清创要谨慎。

（9）敷料的选择要在全面评估创面的基础上，根据创面愈合的阶段和渗液等情况进行。

（10）包扎肢体创面时，注意松紧适宜，以免影响血液循环；需要使用绷带包扎时，应从肢体远端向近端包扎，促进静脉回流。

（11）腹部创面应使用腹带进行保护，减少患者因咳嗽等动作造成创面张力过大，以免创面裂开。

（12）准确记录创面愈合阶段、创面内各种组织的比例、使用的敷料等。

（罗维、张冬梅、王智）

四、缝合创面换药

清洁缝合创面一般术后 3 天更换敷料，在用碘伏消毒后，用无菌敷料包扎，隔天换药治疗。换药时，应观察缝合创面有无异常（红肿、硬结、波动感），缝线有无崩脱。若缝合创面出现红肿，应予以外用抑菌药物加强换药治疗，并加强抗生素抗感染治疗；若怀疑缝合创面下存在积液，可拆除部分缝线，充分引流缝合创面，必要时再次进行清创缝合治疗。

切口拆线时间：因部位不同而异，还需要考虑缝合处张力情况、有无感染等。正常皮肤切口：头面部 5~7 天，躯干及四肢 2 周左右，关节部位或张力部位 3 周，供全厚皮区术后 10~14 天。瘢痕组织瓣缝合切口：较正常皮肤切口延长 1~3 天，视拆线时创面愈合情况而定。皮肤软组织扩张器切口：术后 12~14 天。

（罗维、张冬梅、王智）

五、皮瓣手术换药

皮瓣手术后 1~3 天进行换药，应观察皮瓣下放置引流管引流液的量和性质变化，观察皮瓣血供及缝合口的愈合情况。术后早期应检查皮瓣下方有无积液或血肿，若皮瓣下存在血肿或积液，应及时清除，并给予药物止血治疗和加压包扎。换药后，行包扎、固定，防止搓动皮瓣。皮瓣移植于术后 12~14 天拆线。

游离皮瓣：术后 1 天打开敷料进行换药，并观察皮瓣的色泽、充血反应、温度、张力等。如皮瓣局部出现瘀青、水疱、表皮损伤、色泽暗红等，应及时处理。血管危象多发生在术后 24~48 小时，如出现动脉危象，可给予保温、镇静、止痛、补充血容量、扩张血管药物，有条件时可行高压氧治疗，必要时重新吻合血管；如出现静脉危象，可采取敷料加压包扎、抬高肢体或皮瓣远端、加强体位引流、由皮瓣远端向蒂端轻柔按摩等方法，还可拆除部分缝线，应用肝素、利多卡因生理盐水溶液浸湿创缘，紧急处理时可剪开已结扎的皮瓣边缘的小静脉，使积血流出，待 3~5 天循环重新建立，静脉回流改善，皮瓣有可能成活。术后 14 天根据创面情况拆线，必要时行皮瓣局部清创缝合和供瓣区再次拉拢缝合。

带蒂皮瓣：断蒂前有必要进行皮瓣血供训练与评估。

（罗维、陶利菊、王智）

六、植皮区换药

1. 换药时间

（1）若无特殊情况，刃厚植皮区于术后 2~3 天打开，中厚植皮区于术后 7~10 天打开，全厚植皮区于术后 12~14 天打开。若植皮区创面分泌物多，创基较差，创周红肿，感染明显，应在术后 24~48 小时内换药；发热或术后疼痛明显加重时，应及时换药并检查创面。

（2）感染肉芽创面邮票植皮区：应于术后第 2 天检视术区情况，如分泌物多，可采取每天湿敷数次的方式加强创面清洁引流；如脓液不多，可不更换接触创面的一层纱布，使皮片不致移动或脱落；如有脓液，应在其浸湿内层纱布后仔细去除，重新更换纱布。

（3）微粒皮联合异体皮移植术区：术后 5~7 天首次换药，视创面情况行包扎、半暴露或暴露治疗。

（4）米克（Meek）植皮区：术后 1 周内，若术区敷料有渗出，应每天更换外层敷料，但不打开内层敷料；1 周后，若局部渗出减少，可隔天更换外层敷料；术后 2 周，揭除内层聚酰胺薄纱。

（5）刃厚皮、中厚皮植皮区于术后 5~7 天拆线（拆钉），全厚皮植皮区于术后 12~14 天拆线（拆钉）。

2. 换药方法

植皮区换药应先用消毒液（碘伏、外用生理盐水等）浸透植皮区敷料，再揭除敷料。打开内层敷料时，动作轻柔，防止皮片撕脱，注意查看移植皮片下有无积液、瘀血。如植皮区有血肿、水疱等，应予以引流，再持续加压包扎。通常使用抗生素 + 生长因子药纱作为内层敷料覆盖创面，用无菌敷料包扎并固定。植皮区首次换药后应继续予以隔天加压包扎换药治疗至创面愈合。目前，植皮区的固定通常采用以下 3 种方法。

（1）持续性密闭式负压引流：采用负压吸引装置固定的植皮区，术后要观察术区引流液的量、颜色及性质。为防止皮片撕脱，如无特殊情况，植皮区于术后 7 天首次更换负压装置。

（2）加压包扎固定：术后应注意观察敷料有无渗出，术区有无异味，包扎敷料有无松动等。

（3）打包固定：打包固定的植皮区术后换药时应注意观察缝合口有无渗液及缝线有无崩脱。若打包敷料清洁、固定良好，可使用碘伏纱条或抗生素药纱绕打包敷料 1 周后行清洁换药治疗；若打包敷料下可见渗出，应加强换药治疗，必要时拆除打包敷料，查看有无感染并加强换药治疗。

（刘春梅、陶利菊、王智）

七、供皮区换药

术后供皮区常规使用凡士林纱布敷料覆盖，有条件者可用泡沫敷料覆盖，外用多层纱布包扎。如供皮区周围无创面、敷料无渗湿、无疼痛，一般切取刃厚皮片供皮区于术后7~10天愈合；切取中厚皮片供皮区于术后2周左右愈合；老年患者供皮区的愈合时间可能延迟到术后3周左右。

头部供皮区可于术后3~5天拆除外层敷料，保留油纱行半暴露治疗，保持清洁干燥。切取中厚皮片的供皮区根据清洁状况可于术后3~4天打开，保留内层油纱，更换外层敷料并包扎、固定，隔2~3天再换药1次后行半暴露治疗。若术区渗出较多，可加强换药治疗；若创面没有感染，可不更换内层油纱。

（刘春梅、陶利菊、王智）